U0879038

NATIONAL BREAST CANCER FOUNDATION
PREVENTION & CURE

American Cancer Society®

关爱乳房

献给女性的爱

徐光炜 李明瑱 [美] 张家敏 编著

北京大学医学出版社

GUAN AI RU FANG:XIAN GEI NÜ XING DE AI

图书在版编目(CIP)数据

关爱乳房：献给女性的爱／徐光炜等编著.—北京：北京大学医学出版社，2006.5
ISBN 7-81071-932-7

Ⅰ.关… Ⅱ.徐… Ⅲ.乳腺癌－防治－问答
Ⅳ.R737.9-44

中国版本图书馆 CIP 数据核字(2006)第 034873 号

关爱乳房：献给女性的爱

编　　著：徐光炜、李明瑱〔美〕、张家敏
出版发行：北京大学医学出版社(电话：010-82802230)
地　　址：(100083)北京市海淀区学院路 38 号　北京大学医学部院内
网　　址：http://www.pumpress.com.cn
E－mail：booksale@bjmu.edu.cn
印　　刷：北京圣彩虹制版印刷技术有限公司
经　　销：新华书店
责任编辑：王丽华　**责任校对**：杜　悦　**责任印制**：郭桂兰
开　　本：890 mm × 1240 mm　1/32　**印张**：7.5　**字数**：163 千字
版　　次：2006 年 5 月第 1 版　2006 年 5 月第 1 次印刷　**印数**：1-60000 册
书　　号：ISBN 7-81071-932-7/R · 932
定　　价：25.80 元
版权所有　违者必究
(凡属质量问题请与本社发行部联系退换)

前言一

余从医已逾半世纪，回顾一生从医生涯，感触良多。初离学校时，挟凌云之志，走入医界，热衷于操刀之术。每逢救治一重症，或成功地完成一复杂的手术，往往沾沾自喜，以高于患者的救世主自诩，总认为医患之间是“求”与“赐”的关系。若干年后，尤其从事肿瘤专业后，渐感医者助人之力实在有限。在这个与癌症作斗争的战场上，医护人员作为“主力部队”虽然功不可没，但有如“地方部队”的广大患者更处于不可替代的地位。由此逐渐滋生同一战壕的战友之感，每每缮写病历时也不自觉的已将病友来院“求诊”悄悄的改为“就诊”，虽仅一字之差，但却反映了我认识之变。及至老伴患癌，我也逐渐步入“耳顺”之年，深感一生经治患者虽众，而治愈之数却远低于我之所盼，体会到祖先“上工治未病”论之精辟。对此，虽认识已较晚，但深感唯有走预防之路才是制癌之道，因此个人的业务生活逐渐转向科普宣教及群众防癌等活动，时因有感而发，写些科普小文，盼对读者有所启迪，以略尽绵薄之力而自慰。

待我于五年前"下岗"辞去院长职务时，已年达六十有七，但仍不敢言退。何去何从，面临多种选择，最终因有感于上苍待我不薄，老伴曾身患重症，现获重生，已逾十七年，仍能与我朝夕相伴，共度余生；另也有感于近年来国人女性乳腺癌大增，已成为城市中死亡率增速最快的癌症，大有急速追赶西方之势，对女性健康危害甚大，而该病又是一可借癌症筛查而能早期发现以降低死亡率的肿瘤。于是决心将余生投入此一"呵护乳房，关爱生命"的活动中，发起并组织了"中国百万妇女乳腺普查工程"，建立乳腺癌筛查防治点，以期借此星星之火，达他日全民参与的燎原之势，使在发达国家大发淫威的女性乳腺癌，在我国能在其施威之初即将其阻遏，使我国妇女并不因生活富裕而受此病之威胁。

但当此工程启动后，余颇感国人女性对与乳腺癌相关之信息知之不多，拟撰写一科普读物，略加介绍。适时在美巧遇友人美籍华人流行病学专家李明瑱教授，她从事华人妇女的乳腺癌研究多年，造诣颇深，甚有心得，且已有针对华人妇女的有关专著，承她慨允，愿将其部分心得体会与国人共享，使我在感谢之余，更促成此书之早日问世。其后，张家敏、叶丹阳等患友也热情支持，愿将自己战胜乳癌的经验与大家共享。尤其是张家敏，花了不少心血联系也有同愿的患友一起交流，并编写了"心语"，使本书的内容更为丰富。

本书编写过程中也蒙方进、於卉女士及王丽华编辑辛勤的劳动，在此一并致谢。愿本书作为献给女性的爱，对广大的妇女有所助益。

徐光炜

2006 年 3 月

前言二

本人编著的《挑战乳癌》，于2001年在台湾出版，是一本关于华人防治乳癌的必读指南。此书颇受美国及台湾读者欢迎。本人一直希望能将乳癌防治的知识及信息传递给全球华人妇女，特别是中国人。适逢徐光炜院长在中国发动“百万妇女乳腺防治普查工程”，借此机缘，本人与徐院长商榷改编《挑战乳癌》。徐院长介绍多位北京专家及患友张家敏等人，于2005年10月开始筹备改编。希望通过正确的知识传播途径并透过大家熟悉的文字语言，帮助读者了解乳癌预防及筛查的重要性。给乳癌患友一些治疗的方向，增加克服癌症的勇气。

这本《关爱乳房》的主要章节架构有两大主题：专家答疑篇和患友分享篇。本人提供的文章中收录了发表在各种报刊杂志及防癌刊物上的有关预防常识、早期发现、诊断、重建及康复生活等主题的感想及心得等等。

我最喜爱的作家托斯托尔说过：一个人要拥有快乐的生活必须具备四个条件，一是有健康的身体，二是有美好的家庭，三是有喜爱的工作，四是能够服务人群。本人觉得非常幸运，四个条件都拥有了。“服务人群，助人为乐”是本人追求的生活目标，愿意借本书与大家分享。互相鼓励，呵护乳房，关爱生命！

最后要感谢父母从小给予的无条件的爱和师长亲友们经年不断的关心及鼓励。

李明瑱

2006 年 4 月

前言三

“癌症”，这两个字，把我带入了一个新的领域、走进了一个新的群体，结识了很多新的朋友。“患友分享篇”中的其他 11 位作者，都是我12年来在这个新的领域中相识、相知的好朋友。她们的故事是蘸着自己的泪和血，用“心”书写的，记录了自己“生”与“死”地拼搏与包容，这些鲜活的故事深深地震撼了我。

当厄运突然降临的时候，她们也曾惊恐过、畏惧过、抱怨过……甚至放弃过，但是她们勇敢地直面，从灾难中聚积力量、汲取营养，用科学与快乐战胜疾病。她们积极地、自觉地调整心态，从慌乱到坦然、从怯懦到顽强的变化中，展示了她们对生命的眷恋，对亲情的珍爱，对爱情的依偎……对疾病的抗争、对社会的奉献。

丹阳的执著、郭健的仁勇、宁平的大爱、安利的聪慧、文珊的恬淡、莉萍的宽厚、罗静的豪情、俐俐的平静、忠秀的热情、宇红的真诚、小飞的幸运，令人敬佩、令人羡慕。

她们以自己多姿多彩的身心历程，真诚地告诫了我们：生命虽然是脆弱的，但有亲情的呵护、爱情的支撑、社会的关爱、科学的医治、快乐的心情，生命就会变得无比坚强。亲情、爱情的力量能够创造人间奇迹，她们在病痛中，把自己磨砺得更加美丽。她们以不屈不挠的生命力，凝聚着天地间的精华，激发着人的灵感，尽现出可贵的、超凡的“仁者有勇，大爱无边”的人生境界。

张家敏

2006 年 4 月

中国百万妇女乳腺普查工程简介

乳腺癌在全球范围已成为严重威胁女性健康的重要疾病。在西方发达国家，每8～9名妇女就有1人在其一生中将罹患乳腺癌。随着我国国民经济的发展和人民生活水平的提高，我国乳腺癌发病率也呈逐年上升趋势，以大中城市尤为突出。大城市的女性乳腺癌年发病率已达40/10万以上。自1978年开始，乳腺癌即已成为北京市女性发病率最高的恶性肿瘤，近年来以每年2.4%的速度上升。随着发病率的增加，我国乳腺癌的死亡率也明显上升。近10年来，城市及农村分别上升了38.91%及39.73%，成为我国城市中癌症死亡率上升最快的肿瘤。预计随着我国人民生活水平的进一步提高，女性乳腺癌的发病率也将接近西方发达国家水平。

乳腺癌属于世界卫生组织确认通过普查可有效降低死亡率的两种恶性肿瘤之一（另一种为宫颈癌）。通过乳腺普查可以发现无症状的早期患者，而早诊早治是提高乳腺癌治愈率、降低死亡率的关键。Ⅰ期乳腺癌90%以上可以治愈，而Ⅱ、Ⅲ期患者5年生存率分别不足70%和40%。

为有效降低乳腺癌的发病率和死亡率，卫生部疾病控制司同意中国抗癌协会启动“中国百万妇女乳腺普查工程”，在全国范围开展乳腺癌普查。**此项目得到国家领导人的支持，由中国抗癌协会主办，全国妇联妇女发展部、中国科协科普部、中国市长协会女市长分会、美国癌症协会和中国疾控中心慢病中心参与协办。**

工程的宗旨：关爱妇女，远离乳癌

通过普查，培训队伍，规范方法，建立基地，逐步实现乳腺癌的早诊早治。在未来数年或更长的时间内，在乳腺癌发病率不断上升的情况下，使我国乳腺癌死亡率控制在较低水平。

工程的目标

在全国选择**100家**左右有资质的医疗机构为普查定点单位，用6年左右的时间为**100万**名35～70岁的妇女每人提供4次符合国际标准的乳腺检查；

实现乳腺癌的早诊早治，降低乳腺癌死亡率；

建立我国妇女的乳腺数据库，建立科研和交流平台；

在全社会普及科学的乳腺疾病预防和保健知识；

引进国际上先进的诊断治疗技术，培养一支专业队伍，由普查到普治，逐步将100家定点单位发展成我国具有示范作用的区域性乳腺病检测防治中心；建立全国性乳腺病防治网络体系，为将来在

100家定点单位的基础上开展更大规模的全民普查和普治积累经验并创造条件，也为建立符合我国国情的乳腺癌筛查技术方案和慢病防治体系提供技术依据。

工程的实施

引进国外先进的分辨率较高的乳腺影像诊断技术，并按国际标准严格培训专业人员。“中国百万妇女乳腺癌普查工程”的实施，将在全国范围内通过培训专业人员、规范普查技术、严控普查质量，提高我国乳腺癌二级预防水平。同时也积累科研资料，探索我国女性乳腺癌的发病规律、流行特点，为今后开展乳腺癌一级预防及修订筛查技术方案提供依据。

这是一项我国区域性乳腺病检测防治中心建设的专项工程，也是一项我国慢病防治的试点工程。由于工程采用大规模集中采购，有效降低了工程成本，从而有效降低了普查费用，为我国医疗卫生体制改革，解决党和政府十分关心的人民群众“看病难看病贵”的问题提供有益的探索。同时由于乳腺癌的早诊早治可以大幅度降低治疗费用，有效挽救生命、保全乳房，也可为国家医疗投入提供政策依据。这样不仅可以降低全社会的医疗成本，而且可以降低社会综合成本，促进社会和谐。这是一项我国公共卫生的系统工程，也是一项**“关爱妇女健康、创建和谐社会”**的公益工程。

主编简介

徐光炜

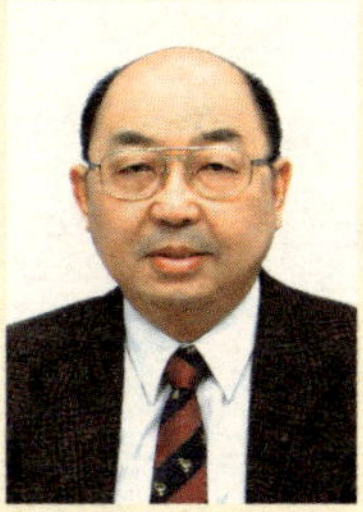

1934年10月生于上海，1956年毕业于上海第二医学院医疗系，1969年起从事肿瘤专业工作。现任北京大学临床肿瘤学院（北京肿瘤医院）名誉院长、中国抗癌协会理事长、中国科协第六届委员、中华医学会常务理事等职。于1988年被评为国家级有突出贡献专家，1990年被聘为博士研究生导师，曾两次荣获全国科技大会先进个人称号。

徐光炜教授长期从事肿瘤外科临床工作，致力于胃癌及乳腺癌的防治研究，曾两次获得国家科技进步奖。2004年3月获得卫生部批准组织实施“中国百万妇女乳腺普查工程”，旨在通过普查，实现乳腺癌的早诊早治，以期降低我国乳腺癌的死亡率，造福广大妇女同胞。

主编简介

李明瑱

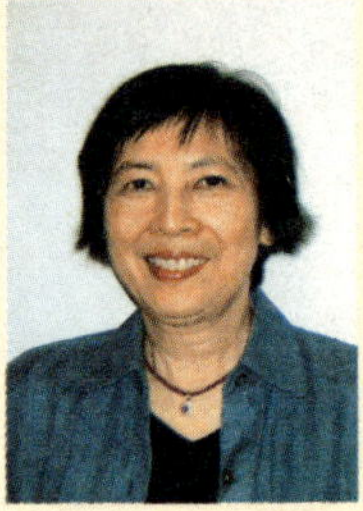

美国华盛顿大学营养生化硕士及耶鲁大学公共卫生硕士，加州柏克莱大学流行病学博士。现任斯坦福大学及加州大学旧金山医学院流行病学教授。多年以来，专门研究各种种族的癌症与营养的关系。目前主要的研究方向是乳癌的病因、诊断治疗及预后。

李教授曾任美国总统特派癌症临床研究指导员、美国及台湾国家卫生研究院研究计划审查委员、美国癌症协会北加州华人分会会长、台湾大学公共卫生学院客座教授等职。著作百余篇，见于欧美及亚洲各医学专刊及报章媒体。

张家敏

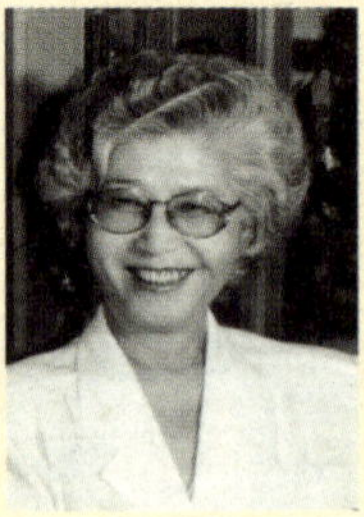

乳腺癌患者。1994 年 4 月 11 日接受了左侧乳癌根治手术，病理结果为“浸润性导管癌，腋窝淋巴结转移”。术后进行了放疗、化疗，现已康复。在本书中负责乳腺癌康复者文章的编辑整理，并撰写编者心语。

目录

contents

·专·家·答·疑·篇·

目录

目录

c o n t e n t s

目录

c o n t e n t s

·患·友·分·享·篇·

专家答疑篇

1 如何认识乳房？

于春梅： 从事外科工作10余年，现为北京大学临床肿瘤学院乳腺专业博士后。

1．乳房的外部结构是怎样的？

2．乳房的内部是由什么构成的？

3．乳房的发育经历哪几个阶段？

4．乳腺的内分泌是怎样调节的？

5．乳房有哪些生理功能？

6．为何要推广母乳喂养？

7．母乳喂养的优越性有哪些？

8．母乳喂养是否对母亲不利？

9．母乳喂养应注意哪些事项？

1．乳房的外部结构是怎样的？

我国成年女性的乳房呈半球型或圆锥型，一般位于第二至六肋间。

乳头位于乳房的中心部位，两侧对称。乳头的体积小如桑葚，大如缝衣用的顶针。乳头的表面呈粉红色或棕色，高低不平，其上有许多小窝，为输乳管的开口处。乳头是最大的皮肤与乳腺的粘连点，所有的结缔组织隔膜和输乳管都汇集于此。

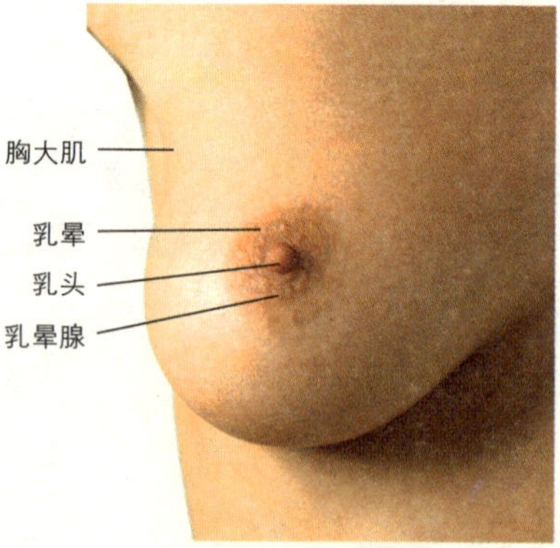

乳头周围皮肤色素沉着较深的环形区是乳晕，其直径约3～4厘米，色泽各异，青春期呈玫瑰红色，在第一次怀孕后，颜色变得较暗黑，并且永不褪色，在性兴奋期及高潮期，乳

晕也会变化颜色。乳晕上有一些小突起，较大而表浅，那是乳晕腺，用来分泌油脂，保护娇嫩的乳头、乳晕及婴儿的口唇。

皮肤是乳房最基本的支撑，用来支撑乳房的重量，使乳房既在皮下有一定的活动度，又能在直立时保持坚挺的外型。皮肤的状况和弹性是乳房平衡最基本的因素，想要拥有并保持一对漂亮的乳房，就要维护好皮肤的状态及弹性。

2. 乳房的内部是由什么构成的？

乳房包括腺体、导管、脂肪组织和纤维结缔组织、神经、血管和淋巴管等组织。乳腺分为15～25个腺叶，每一腺叶分成若干个腺小叶，每一腺小叶又由10～100个腺泡组成，就好像橘子是一个整体而里面又可分十几瓤橘瓣，每一瓤又有它的独立性。乳腺小叶的数目和大小，各人差别很大，每个人在不同的时期也有所不

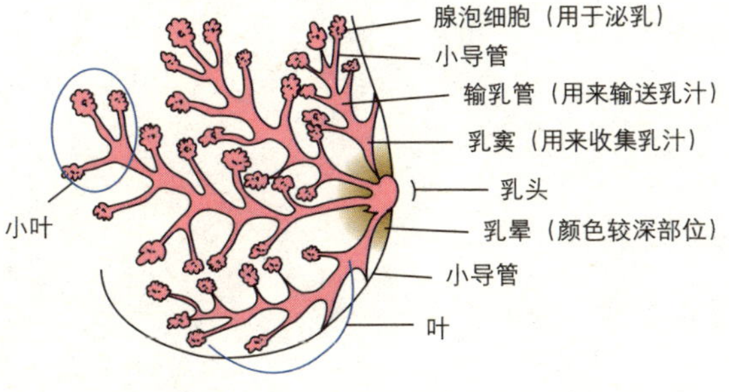

乳房结构图

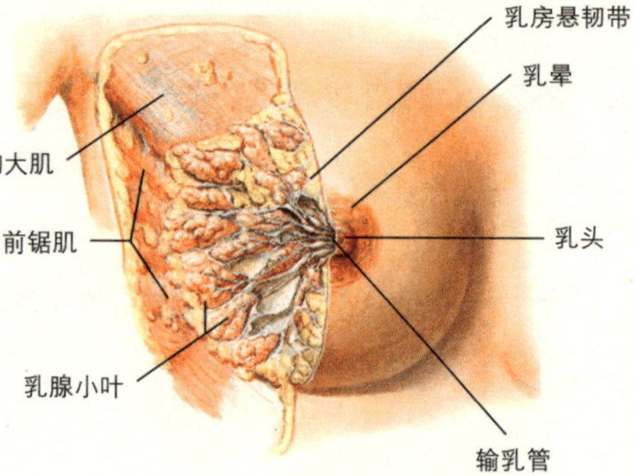

同。每一个乳腺小叶就像是一颗埋在脂肪中的倒着生长的小树，树梢的“叶子”就是乳腺的腺泡，产后就在这里产生乳汁，然后乳汁从“叶茎”（小乳管）流到“树干”（输乳管）里。终末导管接近腺泡处、腺泡管及腺泡是囊性增生病和乳腺癌的主要发生部位。输乳管在乳头处较为狭窄，向内延伸膨大成为输乳管窦，有储存乳汁的作用，此处是导管内乳头状瘤的好发部位。

乳叶之间有脂肪及结缔组织，用来保护乳腺组织。乳房并没有肌肉组织，因此作针对胸部肌肉的锻炼只能使胸部附近的肌肉发达，使肌肉的支撑力变好，让乳房不易下垂、外扩，而使乳房显得坚挺、丰满，但不能使乳房变大。乳房的丰满与否，取决于乳腺组织的数量和脂肪量的多寡。因此，想要成为“大咪咪”，关键就是畅通你的乳腺、增加你的脂肪含量。

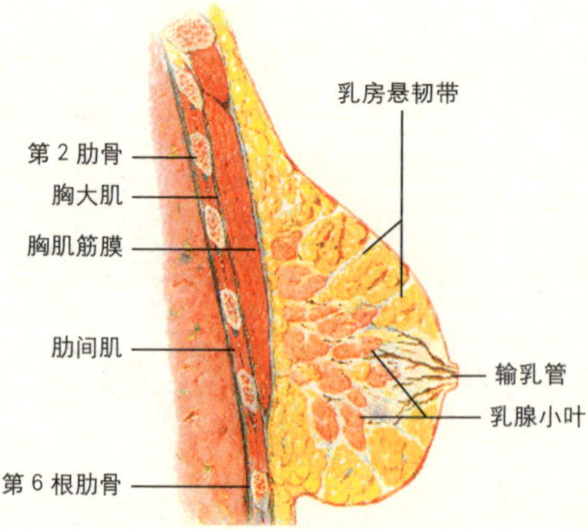

乳腺位于皮下浅筋膜的浅层与深层之间。浅筋

膜浅层由皮下伸向乳腺组织内形成条索状的小叶间隔，包绕在乳腺叶和乳腺小叶之间，这些纤维结缔组织将乳腺腺体固定在胸部的皮下组织之中，使人站立时乳房不致下垂，所以称为乳房悬韧带。悬韧带会因怀孕而被拉长或老化松弛失去支撑力，造成乳房下垂。

除以上结构外，乳房还分布着丰富的血管、淋巴管及神经。乳房血管对乳腺起着营养及维持新陈代谢作用，并具有重要的外科学意义。乳房的静脉与淋巴管伴行，在乳腺癌的血行转移中有重要意义。当妇女怀孕时，乳房脉管的数量和直径都会增大，而在退化时总是不完全。在月经周期过程中同样如此，月经前的几天，退化最大，月经后的几天，退化最小，这就是为什么外科医生提出月经后的第四天是做成形手术或拍 X 照片的最佳时机。

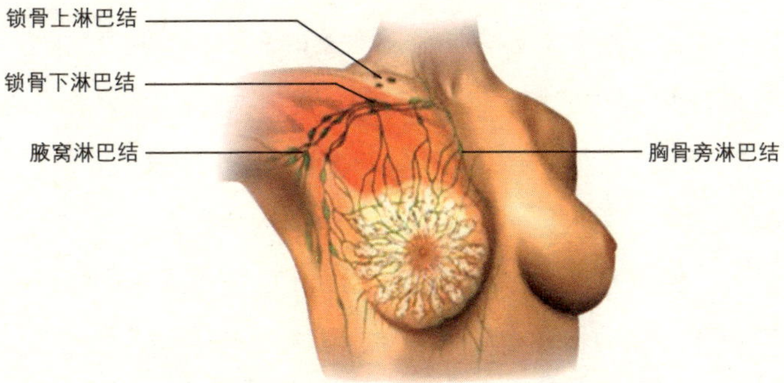

神经组织对乳房内部组织起着协调作用，同时和中枢神经系统保持联系成为机体的统一组成部分。乳头、乳晕处的神经末梢丰富，感觉敏锐，发生乳头皲裂时，疼痛剧烈。

3. 乳房的发育经历哪几个阶段?

乳房是非常发达的腺体，具有分泌乳汁的功能。正常以外的乳房或乳头称为副乳房或副乳头，是胚胎发育过程中的一种发育异常。

出生后，乳房的发育经历幼儿期、青春期、性成熟期、妊娠期、哺乳期以及绝经期。在各个不同时期的变化中，机体内分泌激素水平差异很大，受其影响，乳房的发育和生理功能也各具特色。

在新生儿期，由于母体的雌性激素可通过胎盘进入婴儿体内，引起乳腺组织增生，故约有60%左右的新生儿在出生后2～4天，出现乳头下1～2厘米大小的硬结，并有少量乳汁样物质分泌。随着母体激素的逐渐代谢，这种现象可在出生后1～3周自行消失。

在婴幼儿期，乳腺基本上处于“静止”状态。

自青春期开始，受各种内分泌激素的影响，女性乳房进入了一生中生理发育和功能活动最活跃的时期，乳腺的组织结构已趋完善，初次月经之后，结缔组织被脂肪成分渗透，乳房变成了半球形，乳腺变得结实、柔韧。

进入了性成熟期，每一个月经周期中，随着卵巢内分泌激素的周期性变化，乳腺组织也发生着周而复始的增生与复旧的变化。

妊娠期与哺乳期是育龄妇女的特殊生理时期，此时乳腺为适应这种特殊的生理需求，而发生了一系列的变化：妇女怀孕以后，乳管变长，腺泡增生，腺泡腔扩大，乳房变得肥大，开始具有了分泌乳汁的能力，于产后3～4天正式泌乳。

断乳后数月，乳腺可以完全复原，由于结缔组织的增生不能完全补充哺乳期被吸收的间质，造成哺乳后乳腺不似未哺乳时那样坚挺。

自绝经期开始，卵巢内分泌激素逐渐减少，乳房的生理活动日趋减弱，虽然可由于脂肪沉积使乳房外观仍大，但乳腺腺体开始萎缩了，而且萎缩的程度与分娩次数有关。

老年以后，小乳管及血管闭塞，乳腺萎缩，乳房变小而且下垂。

4．乳腺的内分泌是怎样调节的？

乳房是男女都有的器官，但男性的乳房似乎只剩下一点点痕迹，而女性则迅速发育，这是因为乳房组织必须受激素作用才会发育。乳房发育年龄的范围很广，以现代的营养饮食来讲，有些女孩10岁时乳房就已开始发育，而有的要等到十四五岁；生长在热带地区的女性比生长在温带地区的女性发育还要早。每个发育正常的女孩，最后乳房必会发育成熟，所以如果发育稍迟并无大碍。乳房是多种内分泌激素的靶器官，因此乳房的生长发育及其各种生理功能的发挥均有赖于各种相关内分泌激素的共同作用，如果其中的某一项或几项激素分泌紊乱，或各种激素之间的平衡失调，就会直接或间接地影响着乳腺的生理功能。

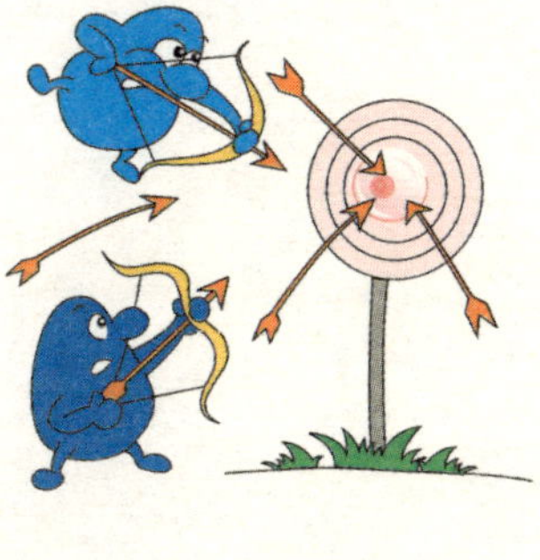

乳腺的生理活动受脑垂体分泌的激素、肾上腺皮质激素和性激素的影响和制约。雌激素和孕激素属于性激

素，只有与相应的受体作用后才能发挥生物学作用。**在高水平的雌激素持续作用下，乳腺细胞异常增生，发展为乳腺癌**。有的肿瘤细胞恶变时，细胞可以部分地或全部保留正常的受体系统，称为雌激素受体（ER）阳性。选择性雌激素受体调节剂他莫昔芬（TAM）可竞争性抑制雌激素对乳腺癌细胞的刺激，从而抑制某些肿瘤细胞的分裂增殖。对 ER 阳性的病人，用他莫昔芬进行乳腺癌的内分泌治疗，可以代替不良反应较大的卵巢切除术。

5．乳房有哪些生理功能？

◆ 哺乳：哺乳是乳房最基本的生理功能。乳房是哺乳动物所特有的哺育后代的器官，乳房的发育、成熟均是为哺乳活动在作准备。

◆ 第二性征：乳房是最早出现的第二性征，是女孩青春期开始的标志，拥有一对丰满、对称，外形漂亮的乳房也是女性健美的标志，是女性形体美的一个重要组成部分。

◆ 参与性活动：在性活动中，乳房是女性除生殖器以外最敏感的器官。在触摸、爱抚、亲吻等性刺激时，乳房的反应可表现为：乳头勃起，乳房表面静脉充血，乳房胀满、增大等。随着性刺激的加大，

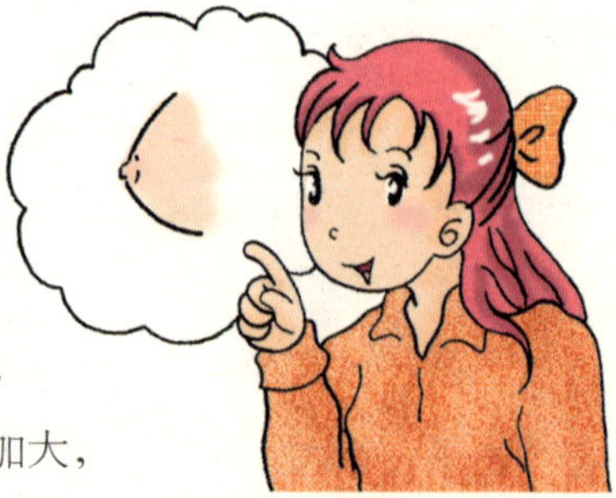

这种反应也会加强，至性高潮来临时，这些变化达到顶点，消退期则逐渐恢复正常。因此，可以说乳房在整个性活动中占有重要地位。

6. 为何要推广母乳喂养？

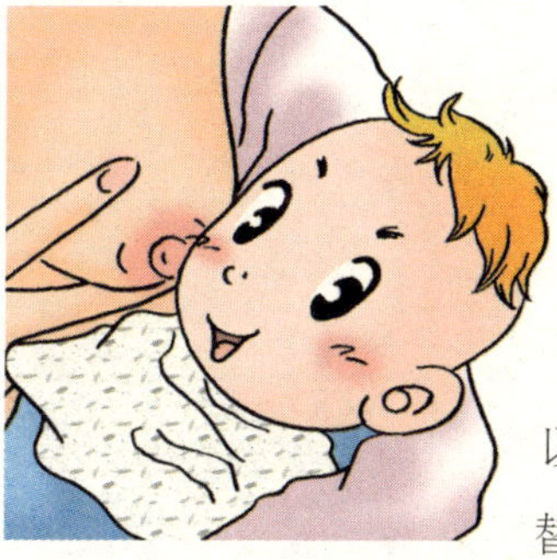

母乳是婴儿最优质、最均衡的营养物质，对婴儿发育有很重要的影响，可为子女一生的健康奠定良好的基础。今天，科学技术有了空前的进步和发展，但是还没有任何一种食物，可以与母乳比拟，因为有的成分虽然可以替代，但活的细胞、抗体是不能替代的。在今天这个竞争激烈的社会里，**母乳喂养才是真正让孩子赢在起跑线上的方法，母乳喂养的孩子在生理、心理发育上都要优于非母乳喂养的孩子**。

近年来随着现代城市化生活的紧张与压力，曾一度使一些产妇轻易放弃或过早中止哺乳，这不仅是一大损失，而且直接干扰了母体分娩后自然设定的哺乳模式，必将影响母体各种激素的自然平衡规律。一项新的研究表明，母乳喂养时间的长短是影响妇女乳腺癌发病概率的重要因素，甚至超过了遗传因素。这项研究发现，即使是有乳腺癌家族史的妇女，如果对自己的每个孩子喂养超过6个月以上，就可以降低5%的患乳腺癌的概率。在中国，多胎次哺育及过去以“奶妈”为职业的妇女与乳腺癌无缘。

7. 母乳喂养的优越性有哪些?

宝宝出生后，母亲最初几天的乳汁颜色较黄，量比较少，较稀薄，略有黏性，有的妈妈认为这些乳汁很脏，于是挤出后扔掉，其实这样做是完全错误的。母亲分娩后7天之内的乳汁叫做初乳，它是宝宝出生一周内最佳的天然营养品，宝宝健康智慧的人生是从母亲的初乳开始的。

- 初乳中的蛋白质含量不是很高，其质和量正适合初生宝宝，因为新生宝宝消化道发育尚不完善，蛋白质太高反而不能消化。
- 初乳中必需的游离氨基酸、不饱和脂肪酸含量最高，是婴儿的大脑、视网膜发育和体格生长必不可少的。
- 初乳含有丰富的抗感染物质，其浓度比成熟乳高8倍，并且在产后第一天含量最高，活性最强。因此初乳具有使宝宝获得口服免疫抗体、提高抗病能力和促使健康发育的重要功能，这些是任何代乳品中所没有的。

把珍贵的初乳献给婴儿，千万不要把产后头三天的初乳白白浪费掉！初乳是质量最好的母乳，母乳喂养的重大意义，其大半包含在“初乳”当中。

民间常说：金水银水不如妈妈的奶水。的确，母乳喂养对宝宝的好处很多：

◆ **营养丰富**

母乳是一种营养均衡的单一食物，即一种食物含有婴儿所需要的一切营养素，而且吸收和利用率高。婴儿出生一周后母乳从初乳过渡到成熟乳，泛白中带轻微浅蓝的色调是人乳特有的。有的人把人乳与别的动物乳作比较，觉得人乳稀些，其实这正是人乳的优点，它解决了婴儿消化能力差且需要充足水分的问题，又能一天喂养多次，而且母乳可以随宝宝生长发育、气候变化调整其热量、水分、特有蛋白质和脂肪酸的含量，以适应婴儿的不同需要。人乳中的糖类主要是乳糖，乳糖的能量高，甜度低，既让孩子吃得清淡，又能保护孩子的肠道。此外，研究发现数以百计的物质存在于母乳中，如各种矿物质、微量元素、脂溶性和水溶性维生素、激素类、多肽类和生命活性物质等等。这些物质的浓度不仅适合婴儿胃肠的承受能力，又能满足其生长发育的需要。

◆ **含有抗体**

婴儿生后6～12个星期的时间里免疫系统尚未发育完全，自身不能产生分泌型IgA（一种抗体），母乳可帮助补充这种物质。分泌型IgA既不会被消化也不会被吸收和分解，喝入之后犹如油漆覆盖在婴儿的呼吸、消化器官和泌尿道黏膜表面，从而有效地保护机体免受病原微生物的侵袭，增加婴儿机体免疫力及抗病能力。分泌

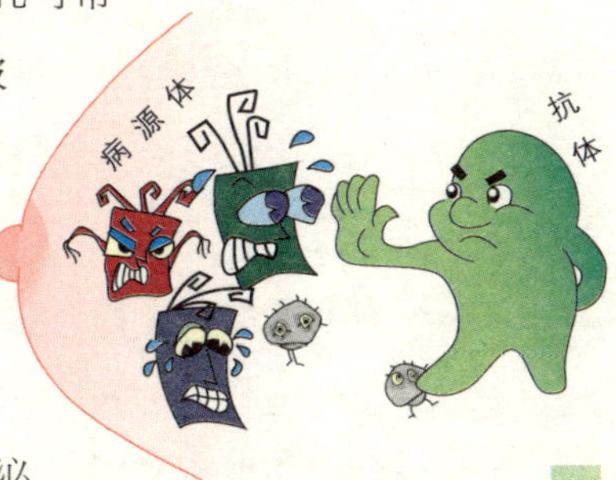

型IgA的又一个作用是抗过敏，它能够防止因抗原侵入肠内所引起的过敏反应，不喂母乳而只给牛奶的新生儿，肠黏膜不能产生分泌型IgA，对牛奶容易产生过敏反应，表现为腹泻和便秘。所以母乳喂养的婴儿在出生半年之内不容易生病。

◆ **使孩子更聪明**

母乳喂养不仅为婴儿的大脑发育提供了全面优异的物质基础，更重要的是能为婴儿开发智力宝库。人类的第一任教师是母亲，在哺乳过程中母子的亲近、母婴互相对视、体温互相传导、肌肤相亲、语言、声音等都是一种启蒙，其中包括情感、认知和大脑的开发。婴儿在母亲怀抱中会倍感温暖，促进心理健康发展。同时，双方内分泌系统的分泌活跃和消化系统的代谢都会变得活跃。在愉悦的环境下，宝宝的智力也得到了发展，并能促发母子一系列的天赋行为，这是与用奶瓶喂养所产生的奶瓶感情大不一样的。

◆ **方便卫生**

人乳是一边制造，一边供给婴儿的，中间无需储备环节。母乳的温度、泌乳的速度都很适宜，无致病菌，极其方便。

◆ **不致喂哺过多**

母乳的吸吮速度及食量可随宝宝的需要增减，不致引起婴儿及儿童期肥胖，从而减少成年后肥胖、心脑血管疾病、糖尿病、肿瘤等发生的几率。

◆ **有利于婴儿牙齿、颌骨、面部和全身器官的正常发育**

宝宝吸吮母乳时嘴、下颚、舌头的运动，对语言发育有很好的影响，同时可以防治宝宝牙位不齐，增进婴儿脸部形状的完美。

- **有利于宝宝味觉的发育，长大较少挑食。**
- **廉价**

母乳是不用花钱买的，它只需要母亲每天多摄入500卡热量的食物。

8. 母乳喂养是否对母亲不利？

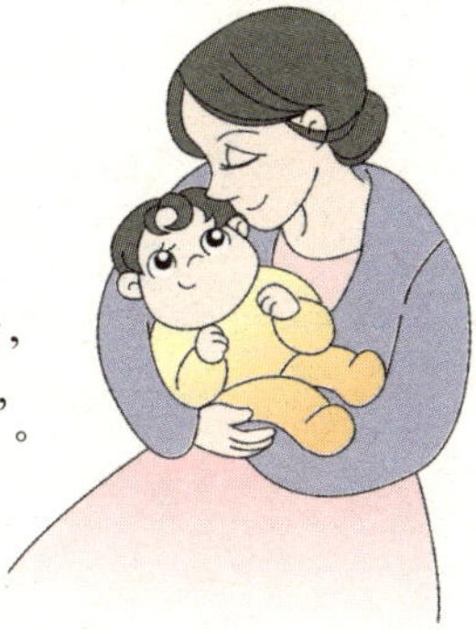

当然不会，母乳喂养的最大受益者是母亲，其次才是婴儿。所以说“母乳喂养，母子受益”。

母乳喂养是母子双方之间的共同付出、相互馈赠，妈妈赠送给宝宝乳汁、营养和爱；而宝宝送给妈妈快乐和健康。当宝宝紧紧依偎在你的怀抱里，小嘴吮吸着，小手抚摩着你的乳房，你会强烈地感受到自己和孩子之间无法取代的独特关系，母爱被充分唤起，是一种作妈妈的享受，心情舒畅，奶量分泌充足。

哺乳有助于产妇子宫的复原、体形的恢复、使产妇不受一些疾病的侵袭。婴儿对乳房的吸吮能反射性地促进催产素的分泌，促使母亲的子宫收缩，使产后子宫恢复，减少产后出血及并发疾病的机会。如果给婴儿喂牛奶而不吃母乳，这不仅仅会增加孩子长大后罹患肿瘤的可能，母亲自己也易得乳腺、卵巢肿瘤及缺铁性贫血等疾病。不少年轻母亲错误地认为哺乳后身体发胖、乳房下垂，影响体型。事实上，妇女怀孕后，乳房都会有改变的。而乳汁的分泌会消耗妊娠期间积蓄的脂肪，有助于妈妈恢复身材。乳母如果选戴合适的乳罩，断奶后乳房也会基本恢复到原来的形状。

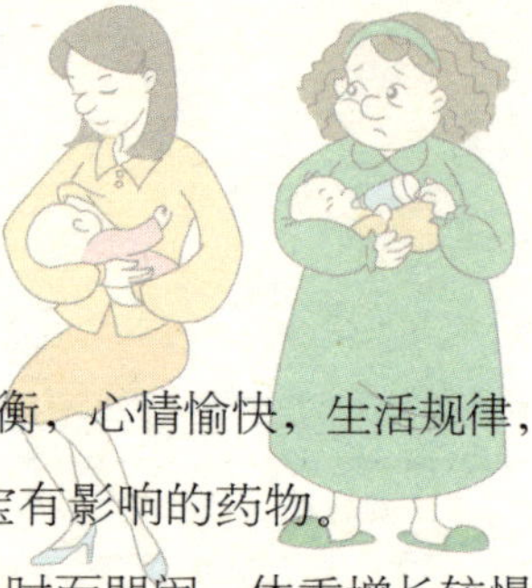

9. 母乳喂养应注意哪些事项？

◆ 乳母应保持个人清洁卫生，饮食平衡，心情愉快，生活规律，避免饮酒、吸烟、接触毒物或服用对宝宝有影响的药物。

◆ 若喂奶时很少听到宝宝吞咽声，且时而哭闹，体重增长较慢或不增，提示奶量不足，必须及时补足。每次喂奶以吃空为宜，以防发生乳腺炎。

◆ 当乳头裂伤时，可暂停直接喂奶，用手法或吸乳器按时将乳吸出，在乳头裂伤处涂敷鱼肝油软膏，防止感染。

◆ 当母亲患严重心脏、肾脏、精神病、活动性结核病及其他消耗性疾病，禁忌哺乳。

◆ 如母亲患急性传染病或乳腺炎可暂停喂哺，病愈即可继续哺乳。

◆ 母亲感冒时应带厚口罩喂乳，或挤出乳汁用杯匙喂。

◆ 纯母乳喂养最好的是最初6个月，宝宝4～5个月后可适当添加辅食，至10～12个月可断奶，最好在小儿体健、天气不十分炎热时进行。

◆ 充分的睡眠和良好的休息是早开奶、多泌乳的基础。不定时、不定量、按需哺乳是新提倡的母乳喂养方法。

2 乳房疾患的三大症状

步召德：北京大学临床肿瘤学院副主任医师，从事肿瘤外科工作多年。

10．乳房疼痛是否由癌症引起？

11．哪种乳头溢液与乳癌有关？

12．如何区别乳房肿块的良恶性？

13．如何进行乳房自我检查？

10. 乳房疼痛是否由癌症引起?

乳房不适是非常常见的现象，绝大多数妇女在一生中会出现乳房相关的不适。最常见的问题主要包括三项：**疼痛、乳头溢液和肿块**。

很多妇女都有乳房疼痛的经历，有时疼痛甚至非常严重。因为乳腺癌发病率不断升高，大家往往非常紧张，担心疼痛与乳腺癌相关。但实际上，**乳房疼痛与乳腺癌的关系不大**。大家所感受的“乳房疼痛”实际上不仅包括乳房本身的疼痛，还往往包括其他原因引起的乳房部位疼痛。因此，在进行乳房疼痛的分析时，首先应该将乳房以外的原因排除在外。

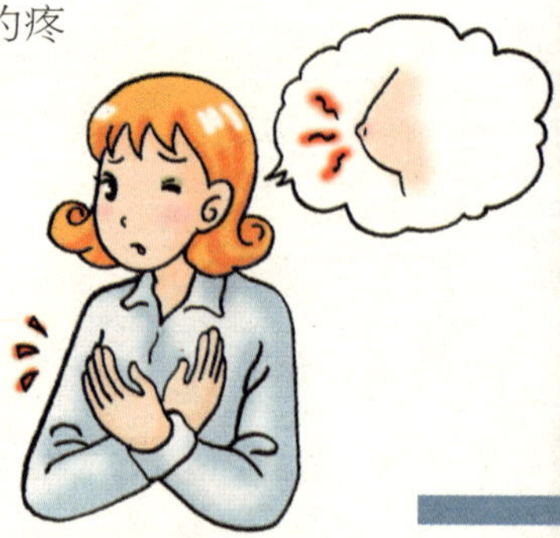

（1）乳房以外的原因引起的乳房部位疼痛

这实际上是其他部位的疾病表现出乳

房部位的疼痛，这些引起乳房部位疼痛的原因在乳房以外，并非乳腺本身的疼痛。最常见的原因是胸壁疾患，如胸部的创伤或肌肉牵拉，肋软骨炎。胸部的内脏疾患，如心、肺疾病也可以引起乳房部位的疼痛。

（2）周期性乳房疼痛

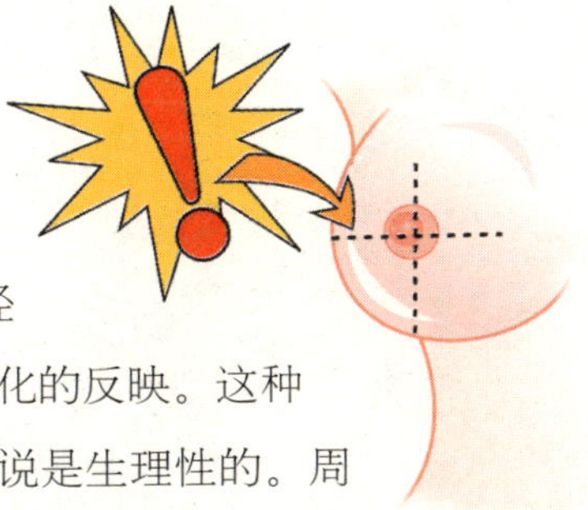

按照疼痛产生的规律，乳房疼痛大致可以分为周期性疼痛和非周期性疼痛。周期性疼痛与月经周期有关系，是体内激素周期性变化的反映。这种疼痛在很大程度上是正常的，或者说是生理性的。周期性乳房疼痛多数不很严重，月经来潮前最重，来潮后逐步缓解。同一个妇女，在每一个周期之间疼痛的程度往往不同，有时疼痛很重，有时却很轻微。因为乳房外上象限的腺体最多，疼痛的部位多数位于外上象限。疼痛可以是胀痛、针扎样或酸痛。很多人同时伴有同侧腋窝的疼痛。因为乳房是成对的器官，同时受到激素的影响，所以双侧乳房同时发生疼痛。

周期性疼痛主要发生在绝经前妇女，尤其多见于35岁以前。大部分周期性乳房疼痛会自行缓解，还有半数的疼痛会因绝经而逐渐缓解。

（3）非周期性乳房疼痛

非周期性乳房疼痛不论在时间和程度上都没有明显的规律。相对于周期性乳房疼痛而言，非周期性乳房疼痛更值得引起注意。非周期性乳房疼痛绝大多数也是良性原因。由乳腺癌引起的疼痛是很少见的，除非在疾病晚期。

- 非周期性疼痛往往是间歇出现的，不过有时候非周期性疼痛也可以是持续性的。
- 疼痛的程度也可以是有波动的，这种波动与月经周期没有明显的关系。
- 非周期性疼痛多为单侧发生，范围往往比较局限，定位常常比较准确。
- 疼痛的性质往往比较尖锐，类似于刀刺样或烧灼样，有时可有短暂的痉挛样疼痛。

非周期性疼痛见于40岁以上的妇女，有相当部分妇女非周期性疼痛出现在绝经后。大约1/4的非周期性疼痛可以自行缓解，1/5的妇女随绝经而缓解。这些妇女常常有明显的诱发因素，如生气、精神紧张、精神创伤等。

（4）治疗方法

医生会根据患者的情况进行仔细地检查，40岁以下妇女会推荐进行乳房超声波检查，40岁以上妇女进行双侧乳房X线检查和超声波检查。如果以上检查没有发现肿瘤或其他具体疾病征象，就可以基本明确疼痛不是来源于具体的乳腺疾病，而是单纯的乳腺疼痛。

绝大多数病人，排除了乳腺癌以后，进行安慰和解释已经足够，并不需要特殊的治疗。如果疼痛严重，周期性乳房疼痛可以服用生活中常用的止痛药。严重的非周期性疼痛，主要着眼于内分泌的调整，最常用的药物是他莫昔芬。

11. 哪种乳头溢液与乳癌有关？

乳头溢液也是常见的问题，同样会引起患者的紧张。事实上，**乳头溢液并非都是疾病的表现，90%以上的妇女乳头溢液与乳腺癌没有关系**。乳腺导管，特别是大导管的上皮增生、炎症、出血、坏死及肿瘤等病变，都可能发生乳头溢液。溢液可为无色、乳白色、淡黄色、棕色、血性等；溢液量可多可少，间隔时间也不一致，常因溢液污染内衣而被患者发现。按照溢液发生的原因，可以将乳头溢液分为生理性溢液和病理性溢液两大类。

（1）生理性溢液

指乳房本身没有明显疾病的溢液。这些溢液往往是非自发的双侧乳头溢液，而且是由多个导管分泌的。生理性溢液一般是淡黄色的，也有一些溢液表现为乳白色、草黄色或棕褐色，而且不同导管的溢液颜色也不同。某些因素可以刺激溢液的产生，包括乳头刺激、性刺激、应用外源性激素和某些镇静药等都可能诱发乳头溢液。

（2）病理性溢液

病理性溢液是指由疾病导致的乳头溢液。常表现为单侧、自发性、间断性，局限于单个导管。最常见的溢液颜色为血性、浆液血

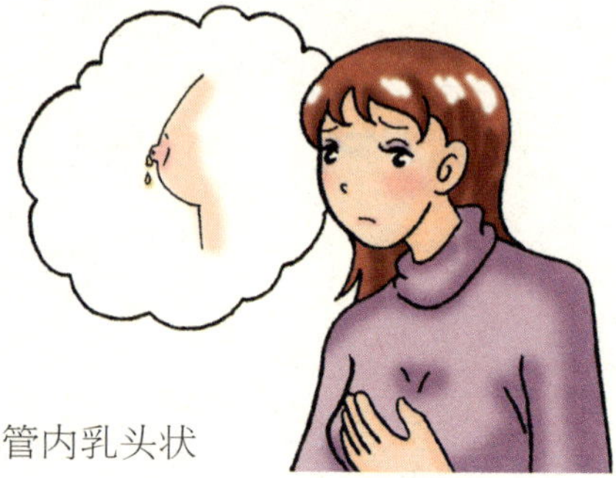

性、棕褐色或紫黑色。许多乳腺疾病（包括乳腺良性病变和恶性肿瘤）都可以引起乳腺导管病变而发生乳头溢液，但以乳管内占位性病变居多。

血性溢液最常见的原因是导管内乳头状瘤和乳头状瘤病，接下来是导管扩张症和乳腺增生症。乳腺癌（常简称乳癌）中只有3%～10%的病人伴有乳头溢液，而乳房良性疾病中10%～15%的人会有乳头溢液。随着年龄的增长，由乳腺癌导致乳头溢液的机会也会增高。

（3）检查与处理

乳头溢液最重要的问题是将乳腺癌区分出来。首先将生理性溢液排除出去。这在很大程度上可以通过详细的病史采集和体检来完成。

在治疗方面，没有发现肿块等乳腺癌征象时，可以酌情进行手术治疗或只进行定期复查。伴有肿块的溢液都应该考虑手术治疗。单一导管来源的自发性溢液中，血性溢液、40岁以上妇女出现的溢液都建议手术治疗。

12. 如何区别乳房肿块的良恶性？

乳房肿块是最常见的乳房疾患，大部分乳房疾病也是以肿块的形式表现的。随着乳腺癌发病率的不断升高，公众对乳房肿块的紧张度也不断提高。实际上乳房肿块是乳腺疾病的一种表现形式，众多的良性疾病也是以乳房肿块的形式表现出来的。

乳房肿块的鉴别中最重要的是区分良性和恶性。良性疾病对患者的影响很小，大家并不害怕。年轻妇女的乳房肿块中，最常见的是纤维腺瘤。在相对年长的绝经前妇女中，乳腺增生症是最常见的，也是乳房肿块的最常见原因。乳腺增生症并没有严格的诊断标准，很多临床医生往往把多种混杂的情况都归于此范畴。乳腺增生症以乳房疼痛为最常见的临床症状，经常随着月经周期发生变化。疼痛可以是双侧的，牵涉到腋窝、肩部甚至背部。绝经以后，乳房腺体逐渐萎缩，脂肪组织逐渐增多并替代腺体，原来乳腺增生的症状也逐渐消失。这一时期的乳腺内肿块，包括乳腺癌都比较容易被查体或辅助检查发现。

◆ **乳腺纤维腺瘤**

是青年女性最常见的肿瘤，最常见发病年龄为18～30 岁，多为自我检查时发现乳腺无痛性肿块。常表现为单侧或双侧乳腺实质内单发孤立、多发散在或多发融合成团的肿物，圆形、椭圆形或分叶状，边界清楚，表面光滑，质地韧，活动度较大。这是一种良性疾病，诊断后可以进行手术切除，也可以观察随访。

◆ **乳腺增生症**

乳腺增生症是最常见的慢性乳腺良性疾病，与内分泌功能紊乱有关。临床上分为单纯乳腺增生症、乳腺囊性增生症和乳腺腺病。以胀痛为主要表现，有时为刺痛或隐痛，常向肩部放射，严重时随乳腺活动或上肢活动而疼痛加剧，因而限制患者的上肢活动。可以单侧发病，也可双侧同时受累，往往两侧疼痛程度不完全一样。单纯乳腺增生症多数可以自愈，或在妊娠、哺乳后症状消失，或绝经后自愈，仅少数需对症处理。

◆ **乳腺脂肪坏死**

多因乳腺受外伤撞击后导致局部脂肪组织坏死、纤维组织增生、钙化而形成小肿块。有时不易与乳腺癌区分。

◆ **乳腺积乳囊肿**

多发生于妊娠、哺乳期妇女，由于各种原因造成输乳管狭窄、导管阻塞，或哺乳时乳汁未吸尽造成乳汁流出不畅或完全滞积而形成。必要时需手术切除。

◆ **乳腺癌**

乳腺癌最常见的表现形式是乳房肿块，多数乳腺癌病人因为发现乳房肿块而就诊。这种恶性肿块与良性肿块在检查时表现完全不同。主要的特征是：边缘不清晰，肿块本身也不规则，硬度高，活动度小，有时侵犯皮肤，出现皮肤的红肿、甚至破溃，也就是所谓的恶性特征。

乳腺的其他疾病，如急、慢性乳腺炎，乳腺结核，导管内乳头状瘤，叶状囊肉瘤等疾病也是可以表现为乳房肿块。尽管都可以表现为乳房肿块，但是每一种疾患都有其特征性的表

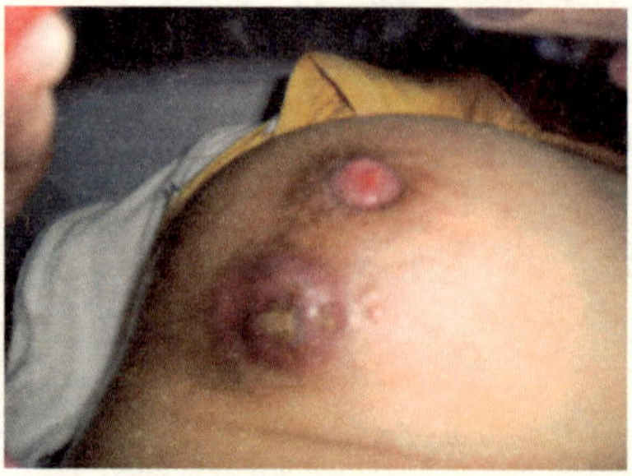

现，治疗方面也完全不同。最可靠的方法是到专科医院就诊，将诊断和治疗交由医生帮助进行。

对乳房肿块必须进行超声波检查和（或）X线检查，必要时进行细胞学检查，甚至切除活检。一侧乳房存在问题时，应该对对侧乳房进行检查，以免漏诊。

13. 如何进行乳房自我检查？

如上所述，乳房可以发生多种疾患，因为其位置表浅，完全可以通过自检来发现一些异常情况，提示大家及早到医院进行规范的检查和治疗。

乳房自检方法很简单，一般可在起床、睡觉、更衣、洗澡时进行。我们推荐三种乳房自检方法：

◆ **对镜自照法**

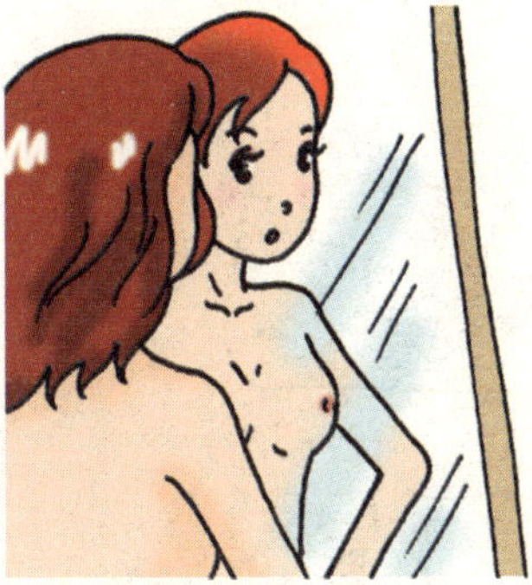

面对镜子，两手叉腰，观察乳房的外形。然后再将双臂高举过头，仔细观察两侧乳房的形状、轮廓有无变化；乳房皮肤有无红肿、皮疹、浅静脉扩张、皮肤皱褶、橘皮样改变等异常；观察乳头是否在同一水平线上，是否有抬高、回缩、凹陷，有无异常分泌物自乳头溢出，乳晕颜色是否有改变。最后，放下两臂，双手叉腰，两肘努力向后，使胸部肌肉绷紧，观察两侧乳房是否等高、对称，乳头、乳晕和皮肤有无异常。

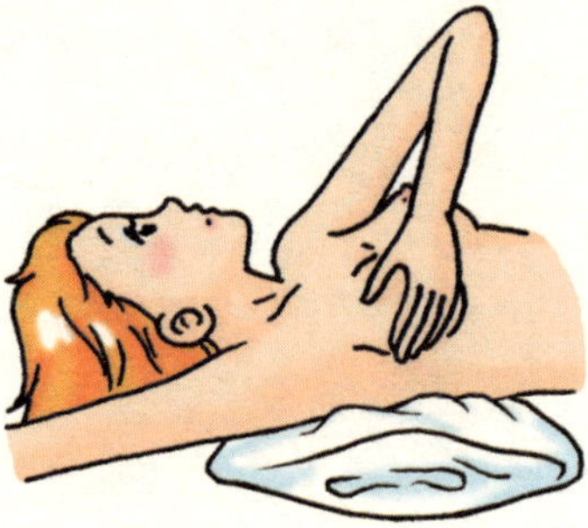

◆ **平卧触摸法**

先仰卧，右臂高举过头，在右肩下垫一小枕头，使右侧乳房变平。然后将左手四指并拢，用指端掌面检查乳房各部位是否有肿块或其他变化。检查方法有三种：一是顺时针环形检查法，即用四个手指从乳头部位开始环形地从内向外检查。二是垂直带状检查法，即用四手指指端自上而下检查整个乳房。三是楔形检查法，即用四手指指端从乳头向外呈放射状检查。然后用同样方法检查左侧乳房，并比较两侧乳房有何不同。最后用拇指和食指轻轻挤捏乳头，观察有无乳头溢液。

◆ **淋浴检查法**

淋浴时，因皮肤湿润更容易发现乳房问题。方法是用一手指指端掌面慢慢滑动，仔细检查乳房的各个部位及腋窝是否有肿块。

乳房检查应经常进行，可每 2 月自检一次。乳房自我检查的最佳时间通常是月经来潮后2周左右。因此时雌激素对乳腺的影响最小，乳腺处于相对静止状态，容易发现病变。对于已经绝经的妇女，可每月定期检查1次，检查时间可固定在每个月的某一天，如每个月的1号。通过自检发现有问题时也不必紧张，尽早到医院找医生寻求帮助。

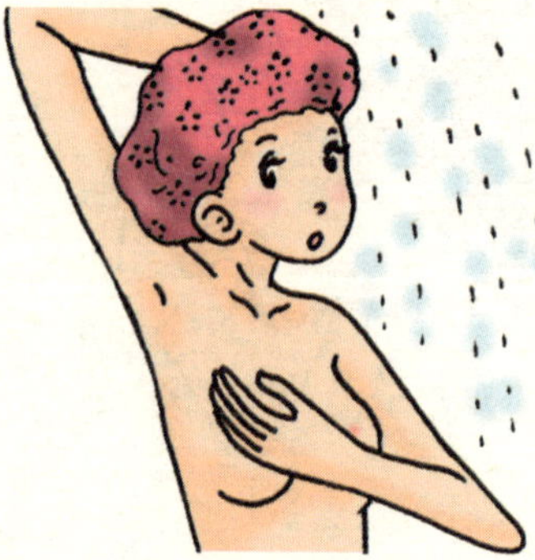

3 乳腺癌预防常识

李明瑱： 美国华盛顿大学营养生化硕士及耶鲁大学公共卫生硕士，加州柏克莱大学流行病学博士。现任斯坦福大学及加州大学旧金山医学院流行病学教授。从事各种种族的癌症与营养的关系的研究多年。

14. 华裔妇女与乳腺癌

早期发现、及时做适当的治疗，是对付任何癌症的关键，治疗之后防止复发也是不能疏忽的措施。

每当朋友们聚在一起聊天时，一旦聊到妇女的健康问题，几乎每位朋友都有自己认识的人得了乳癌。我们也常听到这样的感叹："唉！这年头怎么这么多人得乳癌，这到底是什么原因呢？"

事实上，乳癌的确是美国华裔妇女最常见的癌症，虽说发生率只有美国白人妇女的一半（华裔每10万妇女中大约60人，白人妇女中大约120人），但却高于中国上海妇女发生率（每10万妇女中大约50人）。而香港及新加坡（每10万妇女中大约30人）的华人妇女乳癌发生率较上海妇女稍低。一些流行病学家所观察到的移民研究结果显示，在美亚裔妇女罹患乳

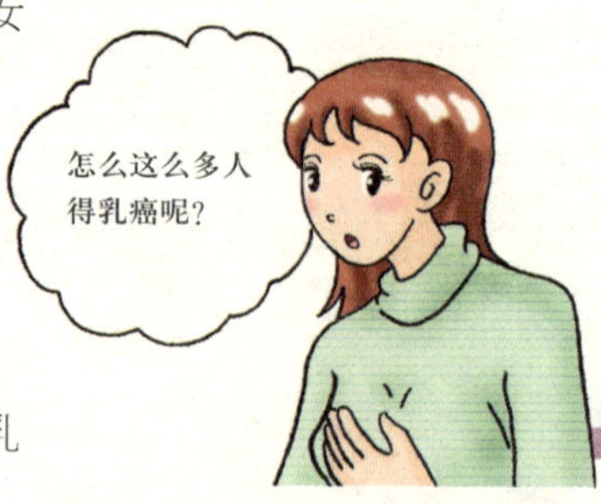

癌的几率比起她们的母亲辈及祖母辈，显然都偏高，而且有“在美国居住愈久，罹患几率就愈高”的趋势。

这些证据显示，不能单单依靠种族的背景或基因遗传的因素，来解释我们会不会罹患乳癌，因为生活形态及环境的影响极可能也扮演着决定性的角色。其中，饮食形态及就医行为是最值得注意及可改善的生活内容。

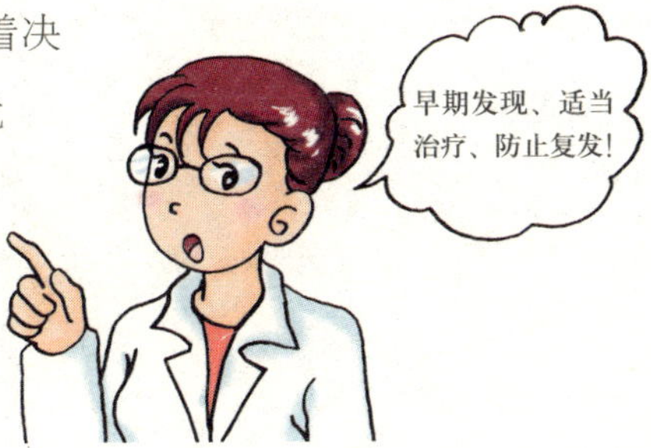

经过多年的观察与研究，西方医学界已发现，乳癌罹患率会在下列的几种状况下提高：

- 年龄的增长：50岁以下停经前得乳癌的人数，只占乳癌患者的 1/4（华人妇女则超过 1/3）。
- 已有直系亲属罹患者：例如母女、姐妹，如有人得乳癌，其危险因子会多出一倍。
- 曾患某些良性的乳房疾病：比如乳腺增生疾病就会增加以后得乳癌的几率。
- 内分泌因素：初潮来得早、停经来得晚、超过30岁才生头胎以及从未怀孕生产的妇女，由于体内女性激素长期性增高，得乳癌的几率比较高；此外，口服避孕药及停经激素的药物，都可能小幅增加得乳癌的几率。

15. 蔬果豆类立大功

美国国家癌症研究中心指出：1/3以上的癌症，其致病原因与饮食形态有关，乳癌也不例外。一般而言，虽然东方女性的乳癌发生率较低，但由于社会环境的变迁，以前较少听闻的乳癌，也渐渐成为华人妇女健康的主要杀手。其主要原因极可能是因为饮食习惯的改变。

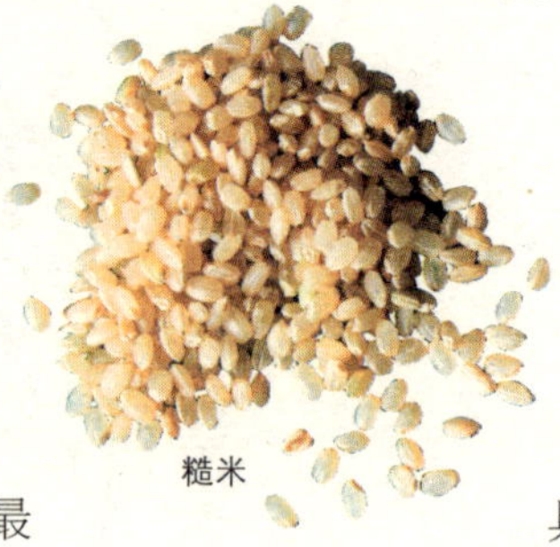

糙米

到目前为止，最具影响力的说法是：饮食形态影响了激素的分泌及平衡，进而间接地影响乳房细胞的成长及分化。比如在动物实验中已经证实高热量、高脂肪的饮食会激发乳癌细胞。但在流行病学者的心目中，这一说法仍具有争议。除了高脂肪之外，更值得注意的是，食物中还有许多其他成分，也可能是致癌的候选人，也需尽量避免且设法选用经证实对“防癌”有益的助手。

东方人喜好的黄豆制品，近年来已成为乳癌研究者的新焦点。老祖先流传下来的俗语说：“青菜豆腐保安全”，对乳癌的防治，这句话也有其科学的根据。黄豆制品被证实含有丰富的植物性雌激素。这些植物性雌激素的化学构造和人体中的雌激素十分相似，它们防癌的功能可能是经由其相似于雌激素的构造，而与体内雌激素竞争雌激素受体，减少女性激素与受体结合的几率，从而阻止细胞癌化。

东方传统饮食中用来取代动物性蛋白质的黄豆制品，比如豆腐、豆干、豆丝、味噌、豆浆等等，除了酱油确实不含有益身体健康的异黄酮之外，绝大部分的黄豆制品对乳癌的防治，都极可能产生良好的效果。

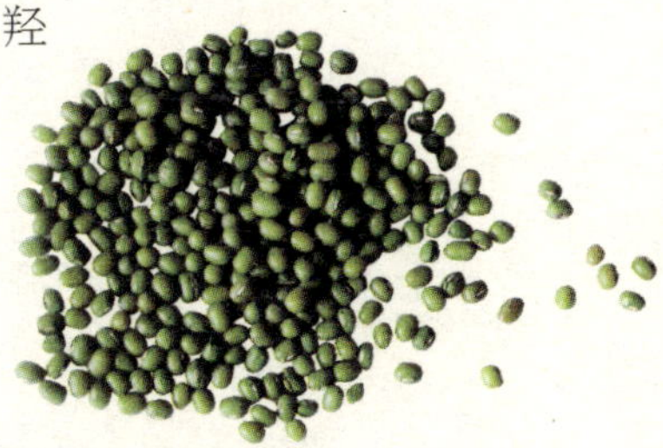

除了黄豆制品中的异黄酮苷及三羟异黄酮，其他的植物性雌激素尚有① biochanin A，包含在鹰嘴豆、大红豆、黑豆中；② 7-羟-4′-甲氧异黄酮，包含在绿豆及青豆之中；③香豆雌醇包含在花豆、紫花苜蓿及黄豆芽中，少量的香豆雌醇也在芽甘蓝、菠菜、四季豆和雪豆中发现；④木酚素可由高纤维的五谷杂粮、豆类、蔬菜水果及海带、海菜类中高含量的前体衍生而出。这些植物性雌激素皆对乳癌的防治有极好的效用。

多食蔬菜水果不仅可增加饱足感而降低热量及脂肪的摄取量，更可提供丰富的维生素C、胡萝卜素及纤维素。美国癌症研究中心建议人们每天至少要摄取五种不同的蔬菜水果，其中最好要包括十字花科的蔬菜（比如花椰菜、西洋菜、包心菜、大白菜、小白菜、大萝卜、大头菜、芥菜、甘蓝菜等），以及深黄、深绿色的蔬菜（比如胡萝卜、南瓜、甘薯、黄玉米等）、水果中含高单位维生素 C 及胡萝卜素的有：柑橘类、芭乐、杨桃、芒果、各种浆果（草莓、蓝莓、红莓、黑莓）及

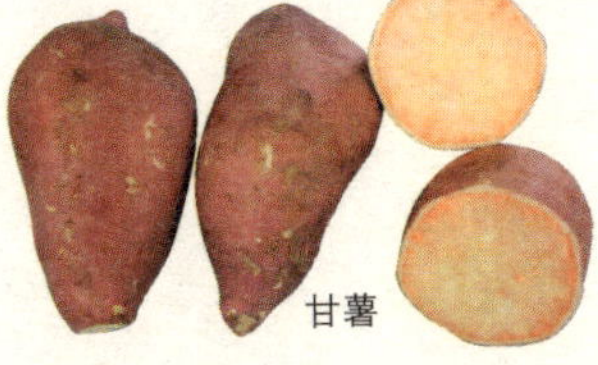

甘薯

各种香瓜。如果能增加到一天摄取十种蔬菜水果，更是理想。

在大量摄取蔬菜水果之外，再加上糙米及多种豆类制品的食用，这样的高纤维饮食更能帮助排除体内毒素，达到防治乳癌的效果。所以，为了预防乳癌，请选择清淡且以植物为主的饮食方式，这些小兵可立大功劳。

16.“苗条”妇女，“健康”好逑

“保持理想体重”至今仍是减低乳癌发生率的可靠因素之一。

美国国家癌症研究中心一项有关在华裔、日裔及菲律宾裔人罹患乳癌的流行病学的报告指出：

- 过重的中年亚裔妇女，比不肥胖的同龄妇女得乳癌的几率多一倍。
- 在近 10 年体重增加 10 磅（4 ~ 5 公斤）以上的中年亚裔妇女，得乳癌的几率比不曾增重的亚裔妇女高出两倍。
- 在近 10 年内体重减轻 10 磅的亚裔妇女，得乳癌的几率减少 30%。
- 在更年期之前，身材高的亚裔中年妇女比身材矮的亚裔妇女得乳癌的几率多出一倍。

这些报道指出，中年时期增重过多，尤其在更年期停经以后体重过胖，会增加罹患乳癌的危险性。但是年轻时肥胖并不是亚裔妇女的主要危险因素，中年肥胖妇女只要逐步减轻体重，在10年之内减掉10磅（4～5公斤）以上，罹患乳癌的几率便会大幅下降。生活在亚洲国家的妇女乳癌发生率比较低，但移民到美国的亚洲妇女，她们的第二代、第三代的乳癌发生率便大幅升高，其中部分原因就可能与体重及身高的增加有关。

为什么肥胖会助长乳房长癌的几率呢？

根本的原因就在于“人体的脂肪组织会帮助制造女性激素”，而这些激素会增加乳癌细胞的形成及成长。但是令许多研究学者困惑的是：年轻妇女的肥胖并不会增加乳癌的罹患率，反而瘦高型的华裔妇女罹患率增高，这又该怎么解释呢？

有一种说法是，身高与青春期的营养有关，过度的营养使得帮助长高的生长激素增加，因而刺激女性激素的分泌。还有另一种解释是，由于细小的肿瘤很难在肥胖的年轻妇女乳房中被发现，要等多年之后，当年轻妇女已成长为中年妇女后，长大的肿瘤才会被发现。因为成年人的身高已经定形，无法做任何改变，所以防治乳癌就要从控制体重做起。

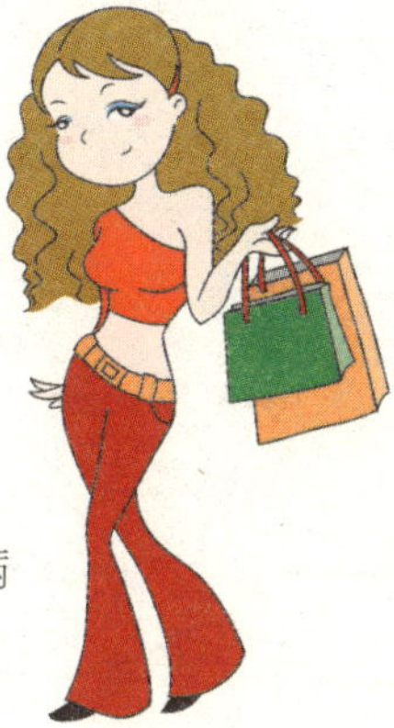

因此，一定要把握的原则是：**维持理想的体重，不要过轻或过重，保持经常固定运动的好习惯，同时还要在日常饮食中，少吃高脂肪食物而多吃青菜水果**。这样一来不仅可降低得乳癌的几率，还可进一步防止心血管疾病、糖尿病等慢性疾病的发生，真是“苗条”妇女，“健康”好述，何乐而不为呢？

17. 运动与乳房保健

我们都知道运动对心血管疾病及骨质疏松症有极大的好处，现在科学家也相信运动对乳癌也有好的预防效果。

南加州大学的研究发现，每星期运动 4 小时以上的中年妇女可减低她们得乳癌的几率。哈佛大学的报告也提到，在高中及大学时期参加体育竞赛的女校友得乳癌的几率比较低。他们还发现，青春期少女多运动者比不运动少女较瘦，并且初经来得较晚，而因此降低乳房细胞受到的女性激素的影响。

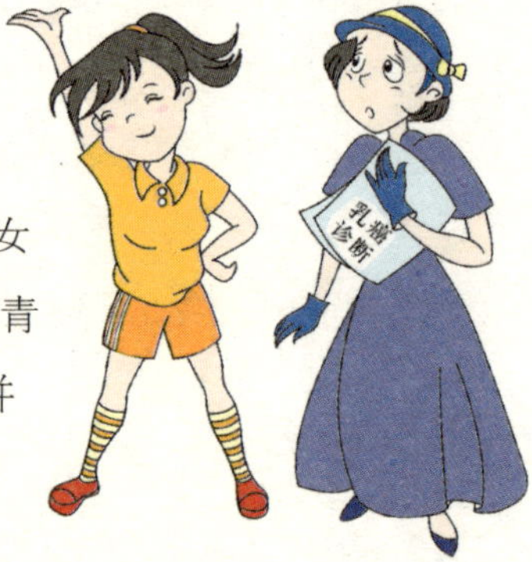

对于乳癌患者而言，运动是一项保持自己认知的有力工具。尤其是当人们感觉无法控制现实及掌握命运时，做些适合自己体能状况的轻微或中度运动，往往能帮助我们安定情绪、维持活力。多活动能帮助患者集中心力去注意正面及值得庆幸的一面，而少去想关于自己身体状况负面及有问题的层面；同时，多活动更能帮助患者建立自信心，提升睡觉品质，增加食欲及减低焦虑紧张、疲劳及情绪低落等症状。

该做那些运动或做多少运动才有助于预防乳癌呢？最好是“跟着感觉走”来实行。

每星期至少要花 3 ~ 4 小时的时间做运动。比如每天活动半小时，这是很容易做到的。连最忙碌的上班族都可利用早上十五分

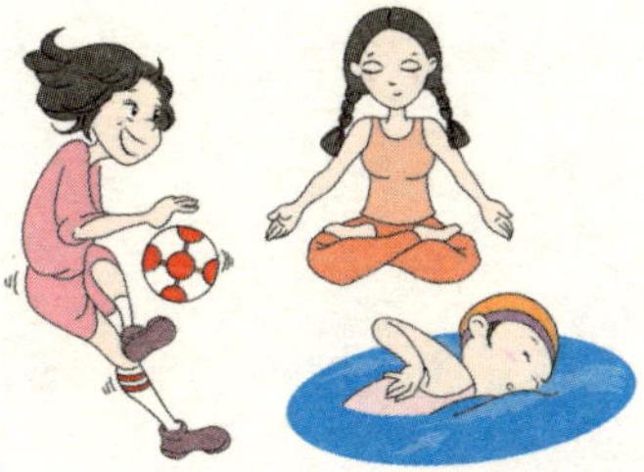

钟，下午或晚上十五分钟做些运动，像柔软体操、散步、做气功、太极拳等等；其他较花体力的登山、健行、慢跑、游泳、打球也都可利用周末或下班时间多参与。这样持续不断，不只可保持苗条，而且可以降低患乳癌的几率，帮助乳癌患者增加治愈的机会。

运动可说是维护身体健康、稳定情绪、保持乐观的最佳万灵丹。

18. 喝酒利弊知多少？

喝酒会不会增加得乳癌的几率？

哈佛大学公共卫生学院对将近九万名白人护士追踪研究，发现饮用烈性酒、啤酒或葡萄酒，确实会增加得乳癌的几率。该项研究指出：一星期饮用 3～9 杯的护士，她们得乳癌的几率比不喝酒者高出 30%；而每星期喝酒超过 9 杯者得乳癌的几率则增多 60%，若再加上原本已经具有其他致癌危险因子者，她们得乳癌的几率更增加到 2.5 倍。

另一项由美国国家癌症中心主持的研究也发现，经常饮酒的白人妇女得乳癌的几率比不饮酒者高出 50%，而每天喝酒超过 3 杯者，比不喝者多出一倍的几率。这些研究可惜没有华人的参与，幸好我们华人妇女也比较没有喝酒的习惯。接下来要进一步探索，为什么喝酒会增加乳癌的发生率？

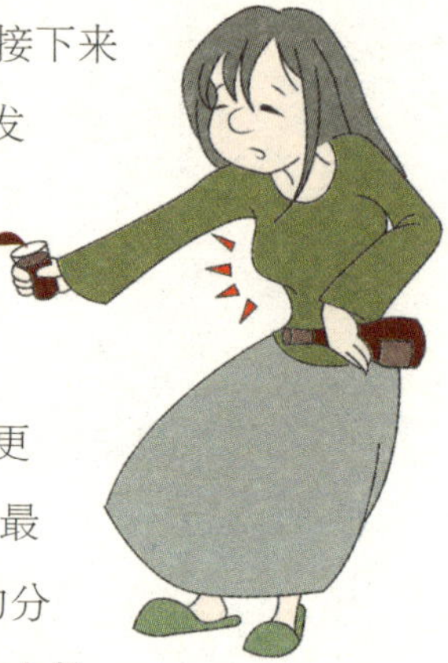

主要原因是含酒精的饮料会含有某些致癌因子，同时酒精本身也会在身体新陈代谢的过程中制造一些致癌因子，更何况酒精还会降低身体的免疫能力。当然，最有力的解释是妇女喝酒会增加女性激素的分泌。研究者认为**大部分的乳癌危险因子都与女性激素有关，饮酒会使体内女性激素浓度提高而增加得乳癌的危险。**到目前为止，还没有任何研究可以精确地指出，到底喝多少酒会明显增加乳癌的危险性。哈佛大学的研究指出，每天喝超过半杯的酒就不好；但是也有其他国际性合作的研究指出，每天喝两杯以上才会产生不良影响。因此，在这方面最安全的一个指数应该是：滴酒不沾。

要做到“滴酒不沾”着实不易，那么喝下含酒精或除去酒精的葡萄酒、啤酒总该可以吧！很抱歉，又要扫你的雅兴了，有项研究发现，啤酒即使去除了酒精的成分，其他成分仍会增加泌乳素的分泌，这种激素也被怀疑与乳癌的发生有关。

许多乳癌患者或许会觉得奇怪，既然喝酒和乳癌之间有这样的关系，为什么医生并没有建议病患停止喝酒呢？有两个可能，其一是医生们认为饮酒与乳癌细胞发展的证据仍不够充分；另一个可能是医生们认为适度饮酒可减低心脏病的发生，而心脏病仍是美国妇

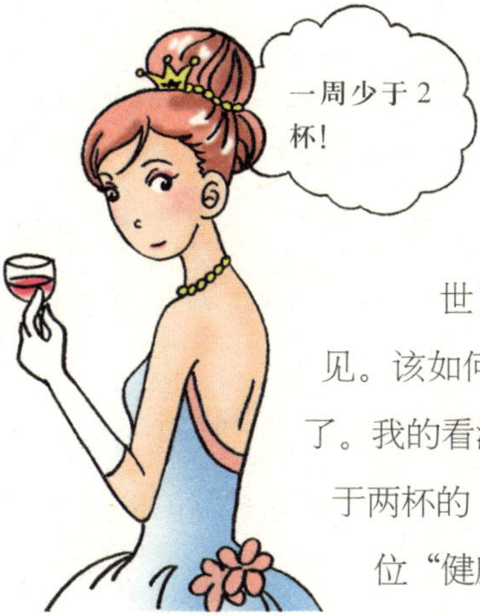

女的头号杀手，以致许多医生甚至会建议可适度饮酒来预防心脏病。

世间事常是好与坏互参、利与弊互见。该如何取决，就看你要把握怎么样的前提了。我的看法是：如果你能自我控制在一星期少于两杯的“浅尝即止”之酒量，那么你就是一位“健康”与“雅兴”可以兼得的有福之人。

19. 咖啡与乳房纤维囊肿

“乳房纤维囊肿”是怎样的一种疾病呢?这个名词只是一个笼统的描述，泛指未停经妇女所抱怨的乳房疼痛、压痛、肿块，或是乳房随着月经周期变化而肿痛的症状。这些现象都属于良性肿瘤的症状，它的起因与女性激素不平衡有关，极可能是卵巢分泌过多雌激素，而黄体素分泌不足的关系。有上述纤维囊肿现象的妇女在步入停经期后，症状大多会减轻或自然消失。

咖啡因与乳房纤维囊肿疾病的关系最早出自1979年一位外科医生明顿所提出的临床观察。他的报告指出，凡是接受他建议而避免摄取咖啡因饮料及食物的妇女，其中有2/3患者的肿块、疼痛及肿胀的情形均有所改善。但是后来许多相关的医学研究都没有办法达成同样的结论。有人发现避免咖啡因的摄取可以大幅改善肿瘤症状，并使肿瘤缩小；而有的研究发现只有轻微的改善，或是毫无改善；真是“公说公有理，婆说婆有理”，莫衷一是。

因此，研究学者建议，如果仍有月经，并且有乳房疼痛、发胀等症状，不妨自己试试，在六个月内完全不要摄取含咖啡因的饮料及食物，看看症状有没有改善。

以下则是这段期间应尽量避免摄取的含咖啡因饮料及食物：

- 任何咖啡：包括脱咖啡因咖啡，因其仍含有微量的咖啡因。
- 可可及巧克力：包括含巧克力的糖果、蛋糕、饼干、布丁等；白色巧克力也算。
- 茶：例外的是菊花茶或一些含药草成分的茶。
- 汽水：例如可口可乐、百事可乐、私酿威士忌酒……等等（请查阅食品标签）。
- 某些药品：例如减肥药、治头痛感冒的药物可能含咖啡因，请查阅标签说明。

至于良性乳房肿瘤与乳癌的关联性有多大？这需要经由病理切片认定。只有增生型及不典型增生型会有较高的得癌危险性，如果是伴随有家族癌症病史的妇女，就要更加留意。其他类型的良性肿块，并不会增加得乳癌的机会。

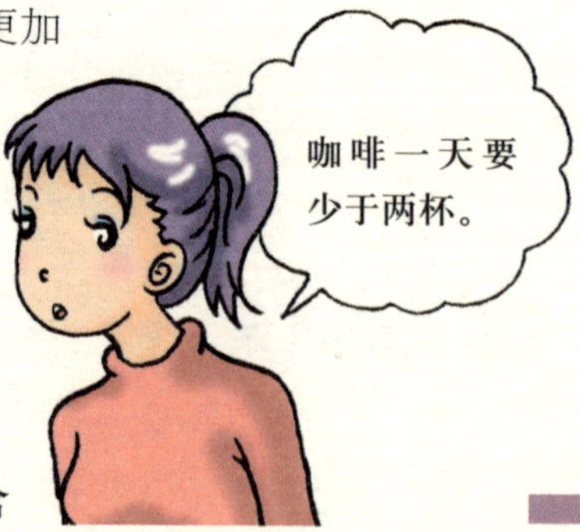

总而言之，**许多流行病学研究证实，咖啡因与乳癌的发生并无直接的相关性，妇女得乳癌的几率也不会由于乳房发胀疼痛而增加。但是能少喝含**

咖啡因的饮料，总是上上之策，要做到也不难。有些人已经喝成习惯，觉得一天不喝，整个人就懒洋洋的醒不过来。笔者的建议是：一天不要超过两杯吧！

20. 雌激素疗法的争议性

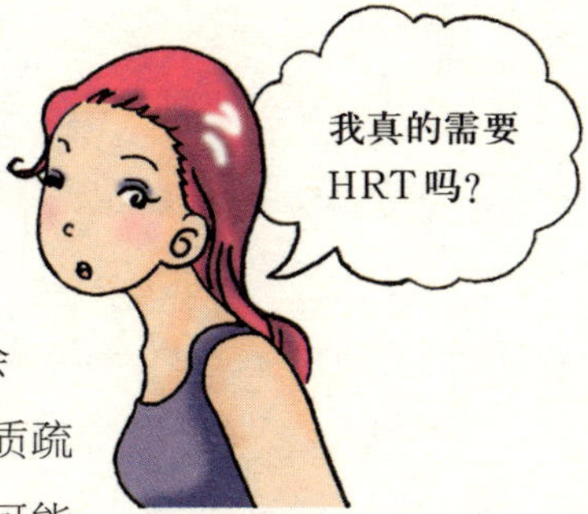

停经期后的妇女常有些不舒服的现象，比如发热、多汗、脸部潮红、阴道干燥、泌尿道容易感染发炎、情绪焦躁、经常失眠等。这些现象发生的原因是雌激素在停经时期分泌量会渐渐减少，也因此增加了老年时骨质疏松症、心脏病及中风等疾病发生的可能性。所以，许多妇科医生会建议停经期妇女采用雌激素，即激素替代疗法（Hormone Replacement Therapy，HRT）。

但是，妇女们都应该审慎考虑：我真的要使用 HRT 吗？

这种药物最常见的是以雌激素再加上黄体素一并使用，但也有值得商榷之处。长期使用HRT，到底有多少危险性，是否会造成患子宫癌及乳癌的可能？过去这25年来的研究还不曾产生一个定论。不过研究结果一度指出，黄体素能预防子宫癌，却对乳癌没有保护的作用甚至可能有坏处。**长期使用（10 年以上）得乳癌的危险性大约会增加 25%；但是短期使用（5 年以下）则大概不会有发生乳**

癌的危险。

但是 HRT 除了能减轻许多停经时期产生的不舒服现象之外，还有哪些考虑呢？

研究证明，经过多年的使用之后，它可以减少50%患心脏病的可能，同时也可以降低30%中风的发作几率，更可以减低40%因骨质疏松以致臀部骨折损伤的发生。HRT还对于减低患糖尿病、直肠癌及老年痴呆的可能性，也都多少有所助益。

每位妇女都会经过这个停经过程，届时都要用心衡量使用 HRT 的好处及危险性。虽然医学界认为在心血管疾病、骨质疏松症，尤其是提高生活的品质方面，HRT所带来的利益已超过了可能导致乳癌的危险性，但是妇女们在做决定时，还是必须认清自己的体质及家属的疾病历史，将这两项因素搭配着衡量。假若你自己或是你的母亲曾患乳癌，你当然最好不要采取 HRT 疗法。但是如果你父母亲之中有人得心脏血管病或骨质疏松症，那么 HRT 能带给你的好处，就功高于过了。

你相信有些妇女是无论如何都坚持不用 HRT吗？那么，有没有其他的补救办法呢？办法是有的，就看你愿不愿意去做：

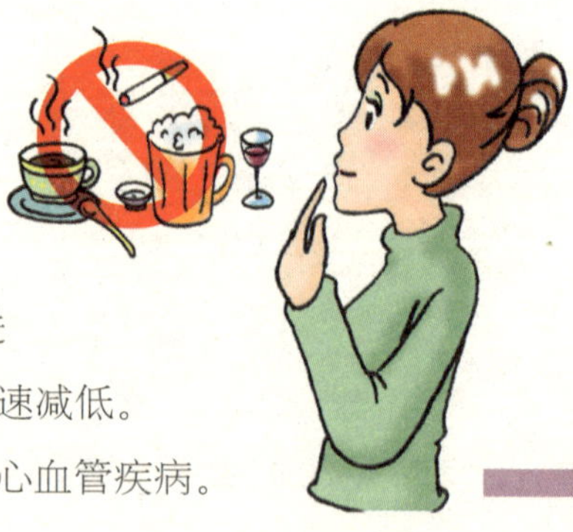

- 定期做适量的运动，并且服用钙片，以此帮助停经后妇女增进钙质的吸收，避免骨质的密度快速减低。
- 不抽烟，少吃油质食物，以预防心血管疾病。

- 常吃含有高单位植物雌激素的食物，例如：豆腐、豆浆、甜番薯、马铃薯，或是草药类比如当归、山药等，都具有调节雌激素在生理上的平衡之功用。

“凡事有利必有弊”，这句话用在医药界更是至理名言。因此，你几乎碰不到只有好处而绝无坏处的选择。

“我本身存在着什么样的条件？”

“我希望享受什么样的好处？”

“我宁愿承担什么样的后果？”

我想，这就是你思考的着力点了。

21．均衡的饮食

我们日常生活中，希望有均衡的饮食、固定的运动以及充足的睡眠。但是每天紧张忙碌的日子有多少人能够真正的身体力行呢？什么是均衡的饮食？能量足、营养佳、良好的饮食习惯可以降低1/3患癌的机会。我们日常生活所需要的营养成分可归5类：

- 五谷杂粮——提供糖分；
- 蔬菜——提供矿物质及维生素；
- 水果——提供矿物质及维生素；
- 鱼、肉、蛋、奶类——提供蛋白质；
- 油脂——提供脂肪。

所谓均衡的饮食也是因人而异的。原则是每天食物中有五大类；定量三餐，七分饱，少吃零食，多吃含抗氧化物成分的食物，像蔬菜水果（一天最好七八份）；少吃含高油脂类、煎炸的食物。烹调方法注意色、香、味俱全。每天食物中尽量有八种颜色的食品——想想什么食物是红、橙、黄、绿、紫、棕、黑、白色的。

以下举例：

红色：西瓜、番茄、杨梅、石榴、樱桃

橙色：芒果、杏子、南瓜、木瓜

黄色：柠檬、橘子、柚子、玉米、银杏

绿色：青菜、豆苗、芹菜、番石榴、猕猴桃

紫色：葡萄、茄子、紫菜

棕色：黄豆、花生、糙米

黑色：香菇、木耳、黑豆

白色：白木耳、豆腐、米饭、香蕉、梨子、苹果

每天尽量配合多种不同颜色的食品，少量多餐，持之以恒。

一般来说，营养学家都建议：

◆ 多样化的饮食，多吃新鲜的蔬菜水果及富含纤维的五谷杂粮及坚果，含高维生素A、胡萝卜素、维生素C（黄橘色食物）及甘蓝菜类的绿色蔬菜。

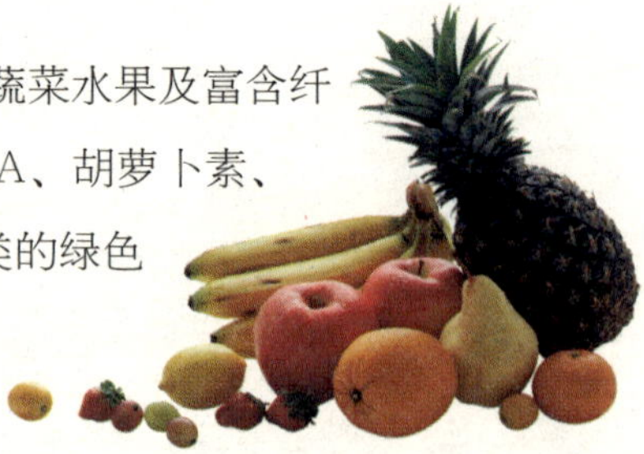

◆ 少吃或不吃腌制、加工或发霉的食物；少吃太烫、太咸、太甜或太辣的食品，用清淡方法烹调。

◆ 酒尽量少饮。

◆ 不要偏食，但是蔬菜水果不可少，可代替甜点。

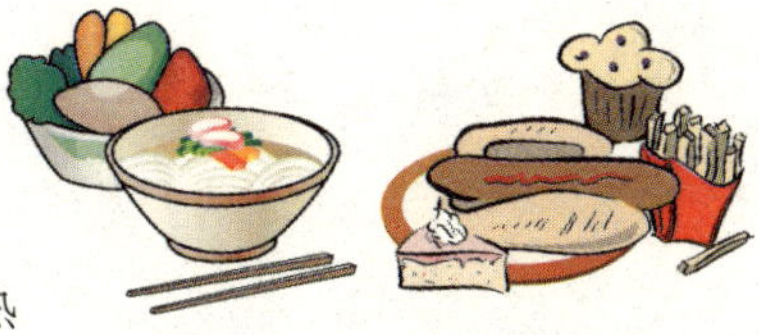

◆ 中年女士每天摄取 1200 ～ 1500卡热量；可因运动量而异（中年男士每天摄取 1800 ～ 2000 卡热量）。其实，东方人的饮食习惯很符合营养学标准的，不要向西洋人学习！快速食品对身体不好，尽量少吃。

◆ 减少肉类奶类食品，一周至多二、三次；多吃鱼类，像鲑鱼、深海鱼、沙丁鱼及黄豆类。

◆ 坚果类一天 20 粒；可加亚麻籽。

◆ 米面类每天 170 克就够。

◆ 适度的运动、保持标准体重。

◆ 每天喝 2 ～ 4 杯的绿茶。

相信这个健康的均衡饮食习惯可以帮助我们预防癌症的产生，同时也带给我们快乐的人生。

22．姜、蒜及绿茶的效用

我们人类追求的是希望能延寿、能抗癌。人体是借助免疫系统来抵抗疾病及预防老化的。免疫系统是构成防癌、抗癌的最佳工具。虽然免疫力与个人的体质及遗传有关，但是后天的环境影响，尤其是营养状态已扮演着极重要的角色。适当的营养可以改变我们人体的免疫反应。而饮食中含有大量抗氧化剂的物质就是抗癌最有效的元素。

华人常用的姜、蒜及绿茶已在学术界都被公认为是值得提倡的防癌食物。因为他们含有许多微量元素，对抗氧化剂发挥作用，可以阻止致癌的过氧化物在体内形成。绿茶是山茶科植物，没有经过发酵的茶叶，含有大量的维生素 E 及锌、硒等，可以帮助脂肪新陈代谢，有抗毒抗菌的作用。绿茶又含茶碱，一种像咖啡因的物质，会刺激神经系统，加快心率和血循环，但是不会上瘾。值得注意的是不要空腹饮绿茶，因为会引起胃肠不适。南加州大学流行病调查发现亚籍妇女若每天喝3杯以上的绿茶可以降低华人妇女 1/4 患乳癌的机会。

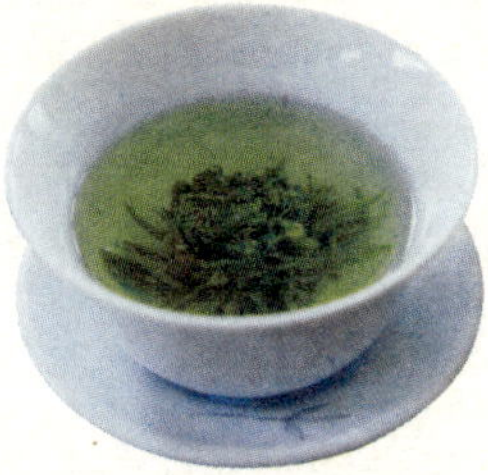

再说，大蒜是我们煮菜中不可缺少的调味料。可以降低血压、降低胆固醇、提高好的高密度脂蛋白含量，减低不好的低密度脂蛋白含量；又可以抗血小板的聚集、降低血液的黏度，可以抗菌，减轻感染，更能提高免疫功能。如果要去除蒜味，可在吃过后嚼些茶叶溜味。

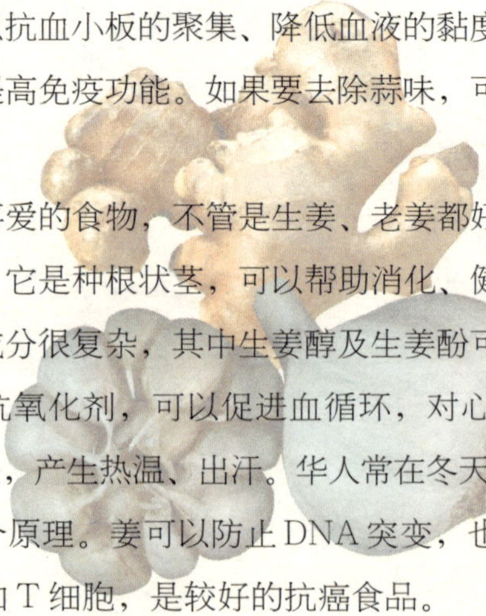

姜是我很喜爱的食物，不管是生姜、老姜都好吃。吃生姜时会感到芳香辛辣。它是种根状茎，可以帮助消化、健胃、防痛、止呕吐。它的化学成分很复杂，其中生姜醇及生姜酚可去风寒。其中所含的酶是一种抗氧化剂，可以促进血循环，对心血管都有刺激作用，使心跳加快，产生热温、出汗。华人常在冬天时吃姜茶、姜汤，也就是利用这个原理。姜可以防止 DNA 突变，也可预防炎症，提高免疫力，增加 T 细胞，是较好的抗癌食品。

以上提到的三种食品都是我们华人常用的，它能增强免疫力是有科学依据的。大家不要忽略这传统留下的宝贵食补！但是也得注意不宜食入过多。适中的食量因人而异，得自己衡量。

23. 预防乳腺癌“宜”与“忌”

◆ 幼儿期忌营养过渡

幼儿时期应对巧克力、冰淇淋、汉堡包、肯德鸡等高脂肪、高蛋白的饮食有所节制，因为营养过渡、热量过剩会引起小孩早熟。现在城市中女孩的月经初潮时间已经比20年前提前了1～2岁，而月经初潮的提前会使乳腺癌的发病率增加。此外，人的脂肪细胞只有在幼儿时才能分裂增殖，到成人时脂肪细胞就不会再增殖，因此肥胖小女孩的身体里的脂肪细胞数量较多，她们长大以后很容易发胖，而绝经期后的肥胖妇女其乳腺癌的发病率明显增加。

◆ 儿童期一般忌食保健品

儿童的饮食应以营养均衡为原则，如果没有缺乏某些物质，不宜食用各种保健品或补品。现在常有因为儿童过多食用保健品而致使乳腺在10岁前发育的报道。乳腺的过早发育岂能不促使乳腺癌发病率增加?

◆ 婚育宜顺其自然

高龄未育或不结婚等情况其实是违背自然规律的，同时这些情况也会增加患乳腺癌的风险。

◆ **生育后宜用母乳喂养婴儿**

母乳喂养不但有利于婴儿的成长，而且有利于降低母亲患乳腺癌的风险，预防乳癌。切忌为了保持体形而放弃母乳喂养。

◆ **防衰老化妆品、补品宜慎用**

爱美是人之天性，各种防衰老的化妆品、补品深受中老年妇女的青睐，殊不知有的化妆品、补品中含有雌激素，或是含有一些具有激素样作用的物质，长期使用或食用会增加患乳腺癌的风险。

◆ **更年期妇女忌滥用雌激素疗法**

更年期采用雌激素疗法虽然可以预防骨质疏松等症的发生，改善更年期的相关症状，但长期应用（10年以上）将增加患乳腺癌的风险。

4 乳腺癌的筛查

徐光炜：从事肿瘤专业工作近 40 年。现任北京大学临床肿瘤学院（北京肿瘤医院）名誉院长、中国抗癌协会理事长。长期从事肿瘤外科临床工作，致力于胃癌及乳腺癌的防治研究。

24．何谓癌症的筛查，其利弊如何？

25．为何健康体检、诊断性检查均不同于癌症筛查？

26．为何说乳腺癌是一适于筛查的癌症？

27．中国妇女的乳腺筛查有何特点？

28．乳腺筛查为何要多次定期进行？

29．何谓间期癌，如何减少其发生？

30．乳腺筛查的好处

24. 何谓癌症的筛查，其利弊如何？

筛查虽有如普查，但又不同于普查。普查是一常见的词汇，顾名思义是普遍性的检查之意，例如人口普查、住房普查、消费水平普查等等。但**作为一种癌症的筛查，就有特殊的含义，是指在健康人群中针对某一种癌症所做的特殊检查，其目的是希望能在临床自然发病前，即能将此特定的癌症查出并加以确诊，施以早期治疗，从而有可能将其治愈，以减低该癌症在人群中的死亡率**，所以名之筛查可能较普查更为贴切。虽然乳腺癌筛查至今已有四十余年的历史，但迄今对癌症筛查的利弊仍是众说纷纭。推崇者，固然有之；但持异议者，也不乏其人。今试加以分析。

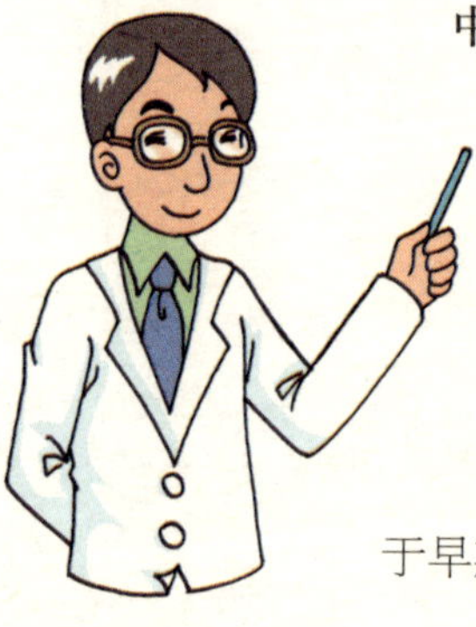

癌症筛查的有利之处是由于当癌症尚处于早期时，即将其检出，从而施一破坏性较小的

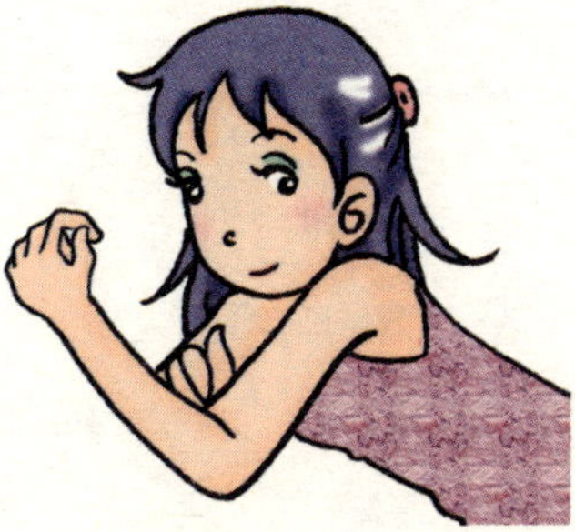

手术即可治愈。一般无需术后放、化疗，不但有较高的治愈率，免去死于癌症之苦，且有较高的生活质量，可与常人无异。同时又能节省医疗资源，减轻经济负担，是一于国于民均有利之举措。

反对者认为并非所有筛查检出的癌症都能挽救其生命，且筛查的各种方法均有一定的假阳性及假阴性，假阳性者徒受虚惊，假阴性者更易误导病人，以致延误诊治，其后果更劣，正因如此，癌症筛查是一劳民伤财之举。

为何对癌症筛查有如此不同的两种看法，其因还是在于对“筛查”一词存在不同的认识所致。正如在筛查的定义中已述及的筛查是要查出临床前无症状的癌症，这就需要两个必要的条件：

一是检查的方法必须有较高的**灵敏度**，也即常说的敏感性，使癌症能在很早的阶段，最好能在癌症发生浸润或转移前即将其检出。如敏感性太低，势必造成不少癌症的漏检。

另外，是检测方法的**特异性**，就是说不能将健康人疑为癌症患者，也就是所谓的假阳性。由于筛查常是由初筛到精查有步骤地顺序进行，正像用筛孔不同大小的筛子过筛一样，初筛时会有一定的假阳性。但此假阳性不能太高，否则就会影响筛查工作的效率及增加费用。所以筛查使用的检查方法必须有较高的敏感性及特异性，这样才能免除过高的假阳性或假阴性而确保其有较高的准确性。

25．为何健康体检、诊断性检查均不同于癌症筛查？

读者可能对梅艳芳及李媛媛两位白领丽人的不幸西归还记忆犹新吧，人们在惋惜之余，也不禁会问，这两位名媛不是每年均做健康体检的吗？怎么会直至晚期才被发现呢？其实并不奇怪，因为每年一次的健康体检，可发现一些诸如高血压、糖尿病、心脏病等慢性疾病，而不易发现早期癌症。这也充分说明癌症的筛查方法一定要有较高的敏感性才行。不仅如此，还要求有较高的特异性，这里所指的特异性，不仅是指对癌症，而且对某一器官而言，不然仅被告知您可能得了癌症，而不告诉您是哪一器官的癌症，不是仍于事无补吗？更不必说根本不是癌症的假阳性了。**所以不要错误的认为健康体检可代替癌症的筛查，那是一个认识上的误区，因为一般的健康体检并不包含针对某一特定癌症的专项检查**。另一颇有意思的例子是乳腺自检，初时人们认为既然绝大部分乳癌均是妇女无意中偶然发现的，那么如教育妇女大众，每月定期做既省钱又无损害的乳腺自检一定可使乳癌能在早期即被发现，从而就能提高乳癌的疗效，降低总体死亡率了。但我国及英、俄等国的实践结果并非如此，乳腺自检并不能降低乳癌的死亡率。有人统计自检发现的乳癌平均直径为3厘米，此时的乳癌不但已有浸润，而且不少已有转移，因此已不能改变其预后，而且自检方法检查出的可

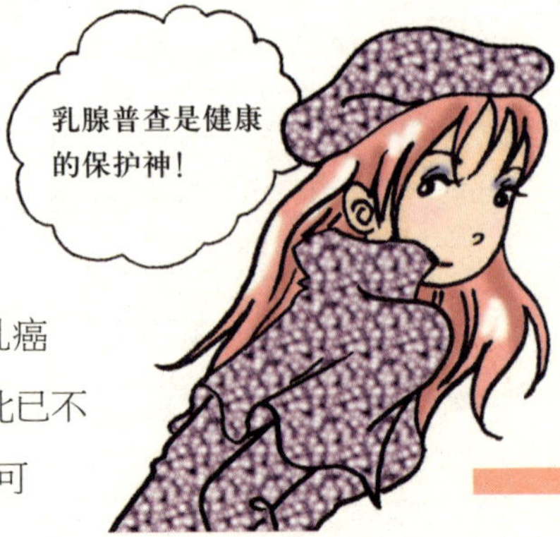

疑病变，经手术证实为癌症的只有 1%，所以这种方法不但于事无补，反而增加了手术率，既增加病人的痛苦，又浪费了卫生资源。那么，在经常定期检查，发现有可疑病变之后，再到医院由专业人员检查是否会有改善呢？经研究，外科医师的专业检查虽然较自检为佳，但检出的乳癌平均直径也达 2.5 厘米，依旧不能改变预后。所以这种所谓的诊断性检查的手段，不论是否专业人员均不够灵敏，不能发现早期癌，而筛查的主要目的是检出临床上既无症状也无体征的早期癌，唯有这样才能改变预后，降低死亡率。当然，乳腺自检虽不能作为筛查手段，但使大家关心乳腺病变，一旦发现异常即至医院检查，仍不失为提前发现，以免延误病情的方法。已参加定期筛查的妇女，也有助于提前发现“间期癌”（两次筛查期间发生的癌）。

26．为何说乳腺癌是一适于筛查的癌症？

某一癌症是否适于筛查有两个条件：

- 一是检查方法的准确性，
- 一是拟加以筛查的恶性肿瘤的生物学特点，

该肿瘤是一生长发展较缓慢的癌症，使我们有足够的时间在其还未发生癌症浸润或转移之前就能将其检出。因为癌症一旦发展至浸润性癌或已有转移，则其治疗效果就受很大影响。所以**目前世界卫生组织推荐各国进行癌症筛查的肿瘤仅是妇女的宫颈癌及乳腺癌两个，就是因为这两个癌症的生物学行为相对较好，生长、发展**

较慢，应用现已建立的医学检查方法就可以做到早期检出、早期诊断。当然，上述的两个条件是相对而言的，随着医学的进步，各种检查方法的不断更新，有可能对即使生长、发展较快的肺癌、肝癌等其他常见癌症也建立准确性较高的早期检出方法，使癌症的筛查更为普遍，将现今因发现较晚而大部分不易治愈的晚期癌症变为易被治愈的早期癌，则癌症就易于控制了。

西方国家由于乳腺癌发病率甚高，在北美及北欧等国每8～9名妇女中有一名终其一生会患乳腺癌，乳腺癌早就已成为女性癌症中的第一杀手，因此他们纷纷从上世纪七、八十年代开始就开展了乳腺癌的筛查工作，已积累了二十余年的经验，一致认为应用定期的X线摄片及外科检查确能降低乳癌的死亡率，其下降幅度在30%左右，当时认为此法对50岁以上的女性有效，后经多年实践证实对40岁以上的妇女也有效，故西方世界已将40岁以上妇女每年或隔年做一次以乳腺X线摄片配合外科检查的筛查方法作为预防乳腺癌的主要方法，并取得显著疗效。试以美国为例，在大力开展乳腺癌筛查后，自90年代开始乳腺癌的死亡率就开始下降，现已持续下降十余年，目前参加此筛查项目的妇女已超过全国40岁以上妇女的60%，乳腺癌将逐渐成为一易于控制的癌症。

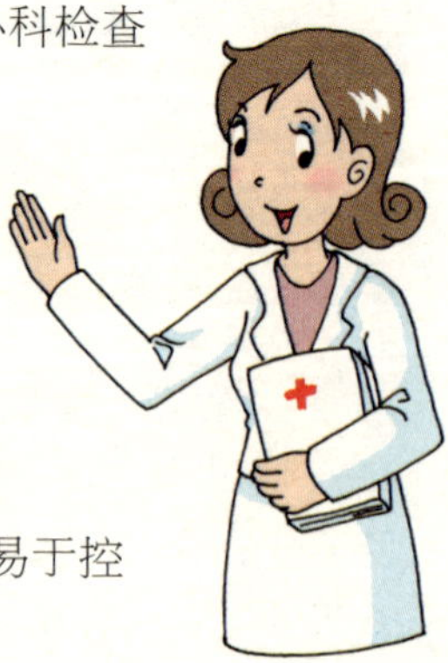

27. 中国妇女的乳腺筛查有何特点？

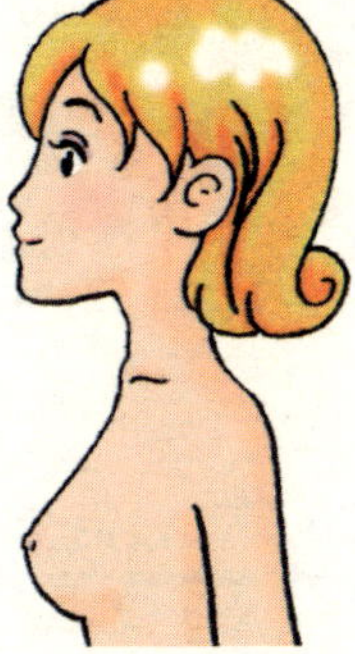

中国妇女乳腺癌的发病率虽较西方妇女为低，但随着生活方式及营养状况的改变，以及单身妇女或婚后不孕状况的增多，乳腺癌的发病率有日益增多之势。据统计，我国上世纪最后10年中乳腺癌是城市中死亡率上升最快的癌症，达38.7%，每年以3%的幅度增加。而且不同于西方世界的是，中国妇女乳腺癌的发病年龄要较西方提前10～15年，高峰年龄为45～49岁，而西方妇女乳腺癌高峰年龄是70岁以后。**中国妇女的乳腺不但较西方妇女小，而且较致密，其乳腺癌的特点为发病年龄轻、发病率增加快**。因此，我们不仅要学习西方的经验，而且要根据我们的特点，开展乳腺癌筛查。

首先，开始做筛查的年龄应提前至35岁，而70岁以上中国妇女的乳腺癌发病率不但远较西方妇女为低，而且发展慢，即使自然发病，其治疗效果也较好，所以筛查年龄可定为35～70岁。

其次，X线摄片对脂肪组织较多的肥大乳腺或是乳腺组织已萎缩的老年人乳腺，由于其对比度高，因此检出小癌或微小癌的敏感性就较高。相反，对致密型乳腺或乳腺较小、脂肪组织较少的乳腺敏感性就减低。为减少漏检宜加用超声检查，因为超声对致密型乳腺的筛查较X线更为敏感，两者结合就有可能提高检出率。当然如果经过实践，证实超声对年轻妇女乳腺的检查确实优于X线，则有可能对年轻妇女乳腺癌的筛查以超声代替X线，则不但可节省费用，简化程序，且可减少 X 线对人体的潜在危害，这些均是人们期望的，但目前为减少漏检，还是应在 X 线的基础上，加用超声为宜。

28. 乳腺筛查为何要多次定期进行？

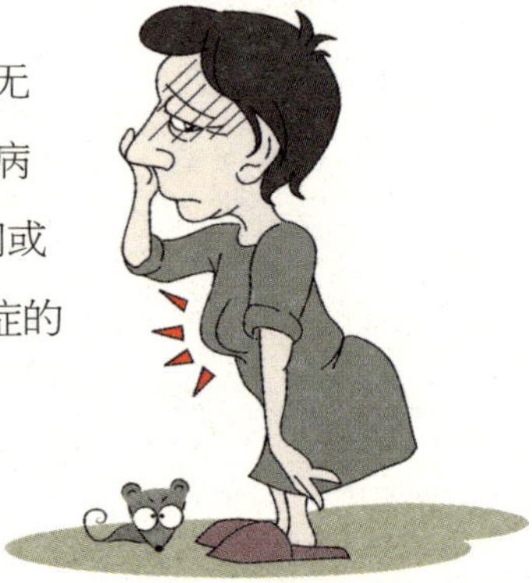

前已述及，乳腺癌筛查的目的是查出无临床症状的早期癌，也即是所谓的临床前期病变，唯有这样才能使该肿瘤在尚未发生浸润或转移前，将病变切除，以求彻底治愈。但癌症的发生及发展是动态的，一般从病变仅限于基底膜之上的原位癌演变成有浸润及转移能力的进展期癌大约需 6 ~ 10 年时间。当然越是早期的病变越难于被检出。

另一方面，今年不能检出，也不等于明年、后年也不能被检出，随着肿块的生长，被检出的几率也就增大，正是由于这两个原因，癌症的筛查均须定期多次的进行，才能收到降低死亡率的效果。

根据国际上的经验，乳腺癌的筛查一般是在连续筛查 4 次以后，才能使死亡率下降，所以这次百万妇女乳腺癌筛查工程也定为 6 年内筛查 4 次。从该工程开始试点筛查 6500 余例的情况看，共查出乳腺癌 65 例，其中 I 期癌仅 17 例（26.2%），充分说明只查一次是远不能达到筛查目的的。试点检出的乳腺癌达1%，显然太高，说明受检者大部分不是自然人群，而是自我选择的乳腺癌高危个体。I期只占1/4，说明大多患者并非临床前期，这样的乳腺癌与自然发病的相差无几，难以收到降低死亡率之效。相信同样此一人群，一年后再行筛查，检出率一定会大幅度下降，但I期乳腺癌的比例肯定会大增，达到70%以上。这样，经多次重复筛查，定能达到降低乳腺癌死亡率的目的。**所以，乳腺癌筛查要定期的多次检查才能取得降低死亡率的效果，并非筛查一次就可永葆终身。**

29. 何谓间期癌，如何减少其发生？

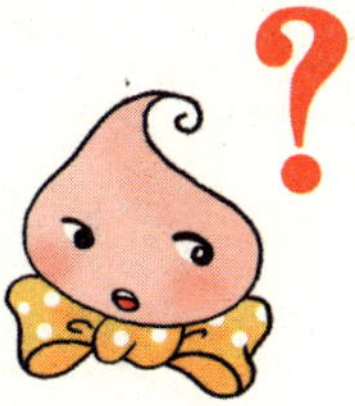

顾名思义，**间期癌就是在两次普查期间发生的癌**。人们不禁要问，既然我们已参加了乳腺普查，每隔1～2年作一次筛查，怎么还会发生间期癌呢？其因有二：

一是上次检查时给漏诊了。因为癌症筛查是在健康的无症状的人群中，检测出亚临床或临床前的病变，也就是说被检出的肿瘤常是看不见也摸不到的，甚为不易，远较在门诊对已有临床症状或摸到肿块的乳腺癌作出诊断要难，尤其是这种早期的病例在千人中仅2例左右，其难度就可想而知，发生漏诊的情况就不难理解。

其二是癌的多样性，正如人有个体差异，很难发现两个在身高、体重、肤色、容貌等完全一样的人，即使是双胞胎，也会有不尽相同之处。疾病也是一样的，同样的疾病，长在不同人的身上，其症状、体征、甚至预后、转归也会有很大差异，所以为什么人们

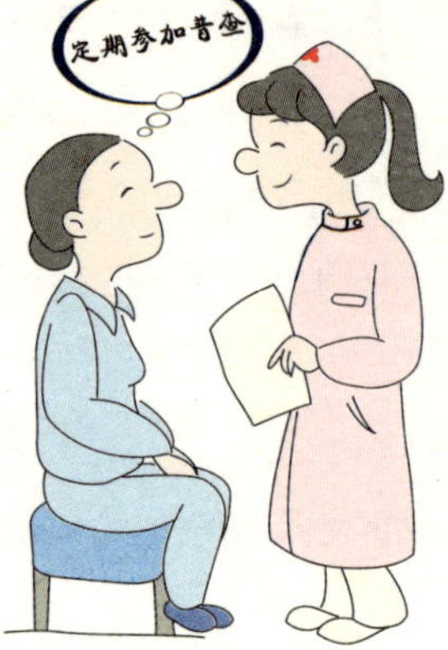

习惯于要找临床经验丰富的大夫为自己治病，而不会去找在学校中考第一名的年轻医师，其因即在于此。疾病的临床表现千变万化，而书本知识仅告诉你一般规律。癌症也是如此，有时临床检查摸到很明显的乳腺肿物，几乎已可肯定是乳癌，但X线片就是发现不了肿瘤。更有些恶性度较高的肿瘤发展很快，可以在此短短1～2次间隔间期急速发病，从无到有，发生了间期癌。所以这种生物学行为很差的乳癌，预后也常甚差。除此以外，现已知道一般乳癌的生长速度常与年龄有关，年龄越大生长速度也越慢，因此不同年龄的乳癌患者在其临床出现症状而发病前可被探出阶段的时间长短也不同，这就是所谓的临床前可被探测期。45岁以下的妇女，此一在发病前能被探出的阶段，平均约为1.7年，绝经后55岁以上的老人则为3.3年。

由上述的原因可见，间期癌难于完全避免。为了保证乳癌筛查的质量，国外一般规定间期癌的发生数不能超过下一轮筛查检出乳癌总数的25%，为了避免或减少间期癌的发生，主要需采取以下五个措施：

（1）检测的医务人员必须接受过严格的培训，是有资质的专业人员，且工作负责，具有敬业精神；

（2）检测所使用的设备必须是灵敏度较高、分辨率较强的先进仪器设备。目前临床上使用的X线钼靶机或B超机质量差别甚大，应予注意；

(3) 可同时采取几种方法，双盲地应用，这样可达到互补的作用，提高检出水平；

(4) 严格按普查规定的间隔期，作多轮定期普查，以减少漏检的发生；

(5) 人人学会乳腺自检，及时发现可能出现的乳腺异常。

30. 乳腺筛查的好处

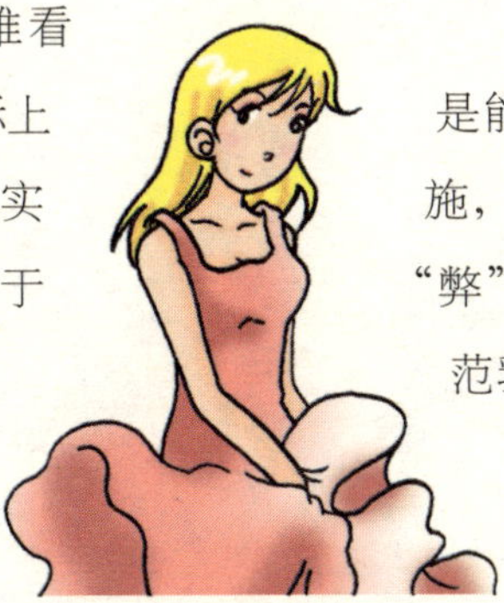

综上所述，不难看出所谓的筛查“利”、“弊”之争实际上是能否严格的按照“筛查”的客观规律加以实施，只要做到了这一点，应该是“利”大于“弊”。“百万妇女乳腺普查工程”就是为了规范乳腺癌筛查工作，使筛查的效益能得到充分的体现而组织的。不论筛查工具的选择，专业人员的培训，操作流程、技术标准都有严格的规定，以保证筛查工作的质量，减少其弊端，只要参加此筛查的妇女，能按规定时间，间隔一年或一年半做例行检查，就能免除乳腺癌的威胁，防患于未然。所以此“工程”的主要好处是：

- 可以大幅度提高治愈率，由于筛查检出的乳腺癌中 I 期癌的治愈率达 90% 以上，因此绝大部分经筛查检出的乳腺癌均可存活。

◆ 由于早期乳腺癌可以施行破坏性较小的保乳手术，因此不但能治愈，而且能保持较高的生活质量，减少治疗引起的合并症。

◆ 由于治疗较简单及单纯，可避免昂贵的化疗药物带来的经济负担及痛苦，可节约卫生资源。

◆ 正由于有上述的有利之处，因此也不易发生手术致残，经济拮据等，从而避免了由此导致的家庭破裂。维持美好的家庭是开创和谐社会的基础。

因此，**“百万妇女乳腺普查工程”实际上是献给女性尤其是母亲的爱！**

5 乳腺的超声检查

高文： 北京大学临床肿瘤学院超声科主治医师，从事乳腺癌超声诊断工作多年。

31. 何谓乳腺超声检查，如何操作?

我们每个人都有到医院就诊的经历，回忆一下就诊过程：医生进行简单问诊和触诊后，除了进行各种化验外，几乎都要做超声检查。可见**超声检查已经成为医疗过程中一个非常重要的手段，它可以为临床医生提供许多有价值的信息**。

乳腺超声检查从开始检查到结束一般需要5～20分钟，检查时间的长短与乳房的大小、弹性及乳腺内病变的多少有关，乳房越大、越松软、病变越多，检查时间就越长。检查时，受检者脱掉上衣，采取左／右前斜卧位，检查侧乳房抬高，同侧手臂置于头后，使乳腺组织在胸壁上均匀分布，从而有利于全面扫查。超声医生首先会在乳房上涂一些水溶性的耦合剂，类似于果冻，目的是使探头与皮肤接触得更紧密，从而获得更清晰的图像。检查时，医生手握探头自乳房的边缘开始由外而内或从上到下往返滑动扫查，这种扫查方式不易漏掉乳腺边缘的病变。如果发现了可疑区域，则转动探头进行多角度地观察，了解病变的大小、形态、边界及其与周围组织的关系等，并加压扫查来评价肿物的软硬度及活动性，还可以应用彩超了解病变内的血流情况（图1）。整个检查过程中，受检者没有不适的感觉。

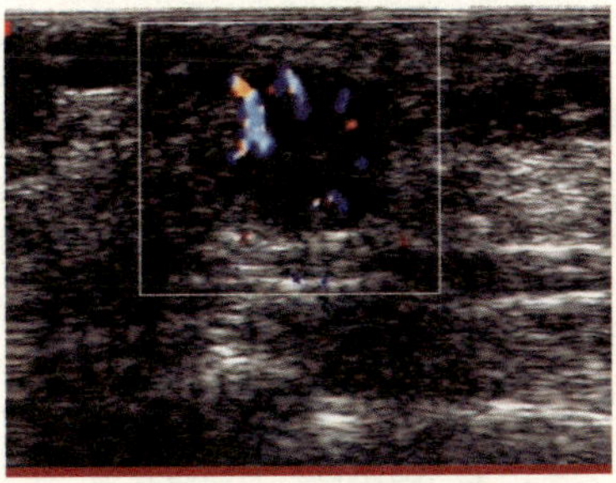

图1

注：彩超可见恶性病灶内部血供丰富，五彩斑斓，其中多条为穿入性血流

32. 超声检查乳腺的优点何在？

（1）超声检查没有辐射伤害，可以反复多次地进行检查。

（2）钼靶摄影对于“致密型乳腺”中微小病变的早期发现缺乏优势，而超声可以清楚地显示致密腺体内的细微结构。超声是这一类型乳腺的最佳首选影像学检查手段。

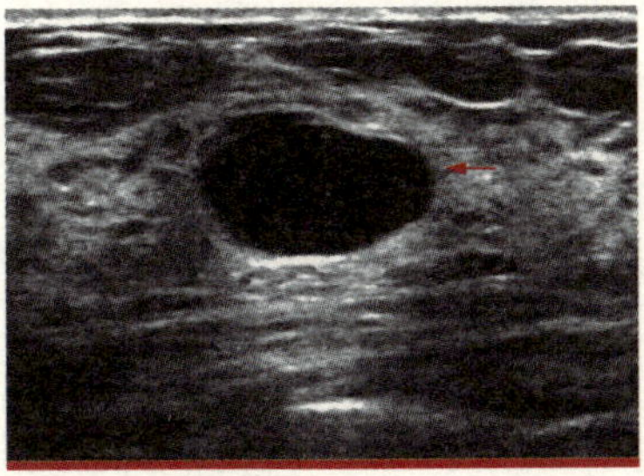

图2

注：中心的“黑洞”即为囊肿

（3）超声能够准确鉴别肿块是囊性还是实性（图2）。囊性肿块绝大多数是良性的，而实性或囊实性肿块可再根据其他特征表现来判断良恶性。

(4) 超声可以清晰地显示乳腺和乳腺周围组织的解剖结构——乳头、皮肤、导管、脂肪、乳腺实质、血管及胸壁等，从而明确病变的具体位置及其与周围组织的关系（图3）。

注："白色"区域为乳腺实质，其中"*"标记的"黑色"部分为增生性病变；乳腺实质上方的深色区域为脂肪层，最上方的白色线状结构即为皮肤层。

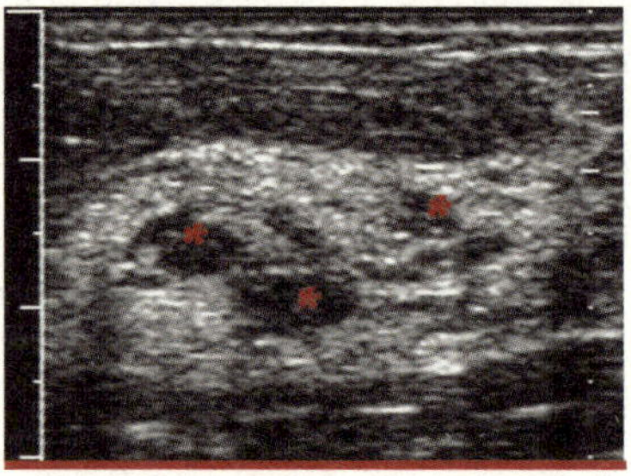

图3

(5) 当病变不能确定良恶性时，最快捷、创伤最小的确诊方法是在超声引导下对病变穿刺活检（图4）。

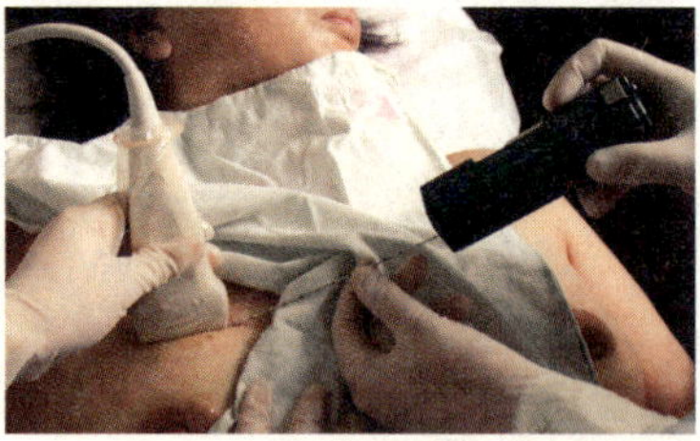

图4

33. 超声检查乳腺有何缺点？

(1) 超声检查对仪器分辨率要求较高，高分辨率且调节适宜的仪器才能发现更多微小病变。

(2) 超声医生用探头扫查就像工兵探雷，不能漏掉任何区域，耗时较多，特别是面对大而松软的乳房，医生的扫查手法及经验起到了不可忽视的作用。因此超声检查受人为因素影响较多。

(3) 超声探头的视野是有限的，对于乳腺整体对称性的评价不理想。

(4) 难以探及没有肿块伴随的微钙化，特别是那些脂肪较多的大乳房。

34. 超声引导下穿刺活检的意义

当通过临床及影像学检查发现乳腺内有可疑病灶时，大家最想知道的就是病变到底是良性还是恶性的？办法只有一个——做病理诊断。目前应用最广泛的活检技术是在超声引导下经皮穿刺获得用于病理诊断的组织（图 5）。

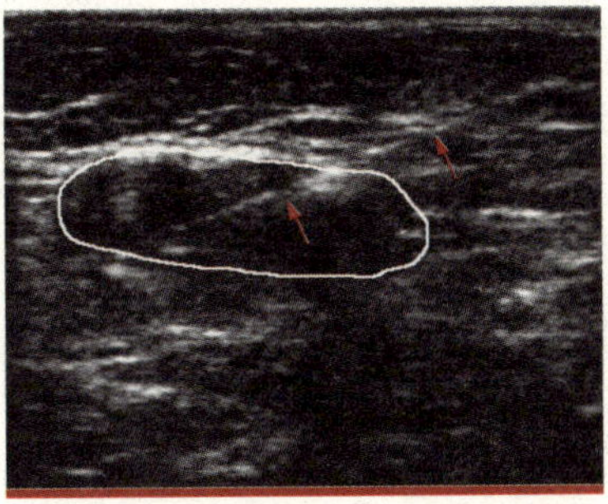

图 5

注：虚线圈出部位为占位，箭头所指为穿刺针

(1) 超声引导穿刺是唯一一种可以实时动态观察穿刺全过程的影像引导技术，定位准确且可避免穿刺针损害胸壁。

(2) 相对于手术活检来说，超声引导下穿刺创伤小，并发症少，不会留下疤痕。

(3) 一旦确诊为乳腺癌，多数患者需要进行有针对性的术前化疗，从而提高生存率。可是如果手术活检切除病灶，则无法了解疗效。通过超声引导穿刺活检，既可以获得病理诊断又不妨碍术前化疗。

近年来，随着超声检查设备的不断改进，图像质量快速提高，加之操作简单、易用，越来越多的医院和医生应用超声检查来发现乳腺中的微小肿瘤，并通过超声引导进行病变的穿刺活检。**穿刺活检已经成为乳腺影像学检查中最重要的手段之一。**

6 乳腺的X线检查

胡永升： 北京大学临床肿瘤学院防癌普查科及医学影像科主任，中国百万妇女乳癌普查工程影像学首席专家。从事乳癌防治研究、教学、医疗30余年，是中国乳腺影像学早诊研究的创始人之一。

李明滇： 斯坦福大学及加州大学旧金山医学院流行病学教授。从事各种种族的癌症与营养的关系的研究多年。

35．乳腺X线摄片是发现乳癌的火眼金睛

由于现代医学影像学的发展，使乳腺癌的早期诊断取得了重大突破，以前靠医生触诊作诊断，可能发现的早期乳腺癌不超过20%。当发明了钼靶软X线乳腺拍片检查以后，早诊率提高了2～3倍，是迄今为止诊断乳腺癌最便捷、无痛苦、快速和准确的方法。X线照相首先可以提早发现乳腺是否有异常，如果发现问题以后可以进一步明确位置，找到病变的发源地，然后断定其病变的性质，最后做出治疗和处理方案。由于这种检查敏感性很高，所以可以较早发现早期癌变，可以作微创手术，病人痛苦小，而且疗效高，可以保留乳房，以提高乳癌患者的生存质量，使更多乳腺癌患者得救。

中国妇女乳腺癌发病高峰年龄比国外提前10～15年左右，自35岁开始进入乳腺癌高发期，所以我们把乳腺癌筛查的适龄年龄定在35岁以后，每隔一年半作一次乳腺X线拍片检查，每次分别投

照侧位和轴位（见图1、2）。

有人认为自己的身体非常健康，为什么要做X线拍片检查呢？存在这种疑问的人不在少数。癌症不同于伤风感冒，癌症的隐蔽性很强，甚至肿瘤已开始扩散，您却毫无感觉，这就是为什么当您感觉不适时再去医院就诊会为时已晚的原因。**恶性肿瘤的早期可以瞒过你自己，也可能欺骗医生的眼睛，这就是为什么要定期做乳腺X线钼靶拍片检查的重要理由。**

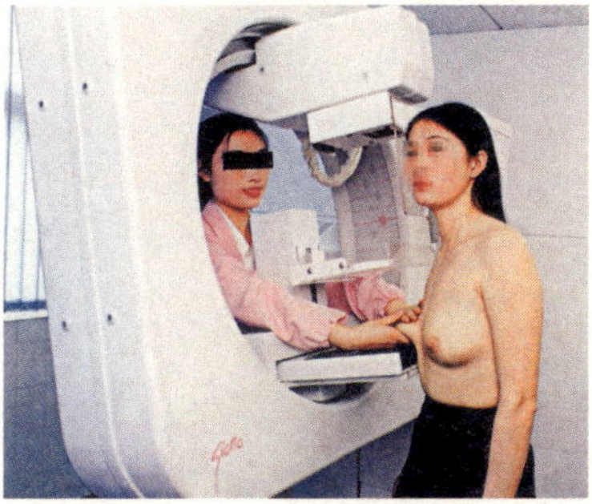

图1　乳腺上下位投照

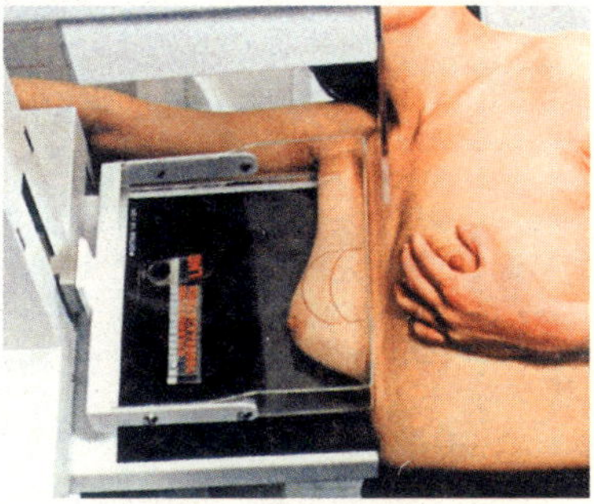

图2　乳腺侧位投照

36. X线检查发现乳房钙化现象

乳房钙化有危险吗？这是我经常被问及的问题。

“钙化现象”是指在乳房X线片上观察到的一些钙化组织点，它们大致可以分为两大类：第一种称为巨型钙化；第二种称为微型钙化。

巨型钙化是指形状粗糙的钙化物质沉积在乳房中，发生的原因可能是乳房动脉的老化、乳房有旧伤或是发炎。这些钙化沉积物通常是良性（非癌细胞）的，也通常不需要做病理切片检查。

微型钙化是指有砂粒样钙化出现在乳房中。这些微小的钙化通常出现在快速分化的细胞里。当许多微型钙化出现在同一个区域内，形成钙化聚集现象时，就有可能演变成小的肿瘤。研究报告指出，一般经由X线摄影而发现的乳癌，50%具有微型钙化聚集的现象；但这并不表示有钙化聚集就会演变成肿瘤。一旦微型钙化在X线片上出现时，妇女们该怎么办?

记住一点：如果在X线片上，看到任何区域出现微型钙化现象，并不表示你得了乳癌。在某些情况下，微型钙化甚至不需要立刻做组织切片检查。医师会建议你等3个月或6个月之后再做一次乳房X线摄影追踪检查；但在某些情况下，这些微型钙化现象看来比较可疑，那么医师就会建议你立刻做组织切片检查，以确定病情。

我们都知道，即使没有肿瘤硬块的出现，早期乳癌仍有可能已经存在于身体中。组织切片检查可以帮助我们及早发现早期乳癌。在癌细胞尚未扩散之前越早发现癌细胞，治愈率越高。

一般而言，由乳房X线摄影而发现的乳癌肿瘤通常较小，并且可用局部切除法及放射疗法来保住乳房。小的乳房肿瘤尚未蔓延到腋窝下淋巴结的患者，治疗后的5年存活率高达90%以上。

5年，绝对是一段值得珍惜把握的岁月。为这5年（甚至更多）付出“早期发现”、“早期治疗”的代价，岂不是非常值得!

37. X线检查发现原位癌

原位癌是一种非常早期的癌，有些不正常的细胞仍留在原来组织结构里，还未侵入或扩散到结构以外的其他部分，这种原位癌亦可称为零期乳癌，大多数经由乳房X线检验中发现，一般可分为两大类：乳腺导管原位癌及乳腺小叶原位癌。这两种各有非常不同的病理形态及治疗方法。但是由于病理医师读组织切片时，常常很难区分各种混杂的细胞形态，所以最好要求院方能让你把你的组织切片送去另一家病理医师处，再一次检查以确定诊断，如此你及主治医师才好决定治疗的方针。

◆ 乳腺导管原位癌

乳腺导管原位癌通常伴随乳房组织钙化现象而被发现。其中粉刺型最容易演变成晚期乳癌，是比较凶险的一种，其他非粉刺型也会转变成癌。由于这种原位癌比较容易进展（10年内大约有1/4机会），你的主治医师可能会建议采用类似于第Ⅰ、Ⅱ期乳癌的治疗方案：手术切除局部乳房加上放射线治疗或是切除整个乳房。

◆ 乳腺小叶原位癌

这种原位癌经常发生在两个乳房内，是未来得双乳癌的一项指标。统计研究发现，约有25%的患者在25年之内会发生浸润性乳癌。然而许多妇女发现有乳腺小叶原位癌，却一辈子不会进展。所以你的医师所建议的治疗方式，可能非常不同，可惜目前没有定论哪种方式比较好。一种建议是组织切片，确定是乳腺小叶原位癌后，不再做任何手术或治疗，你对自己以后的乳房健康要特别注意观察，每3～4个月定期看医师，做乳房检查及每年定期做乳房X线摄影；另一种建议是用外科手术切除双乳，因为无论哪一边有乳腺小叶原位癌，两边乳房得癌症的几率都会增加，有的妇女因为有家族病史，极度恐惧将来会得乳癌，而要求采用此种急进的手术来预防乳癌。

总之，因为**不同的原位癌有不同的危险性，各类治疗法也仁者见仁，智者见智**。所以我们必须借助病理切片确定诊断及分类，进一步了解自己是哪种原位癌，以做好各种预防和治疗措施。

38. 乳腺癌必须采取正规的准确治疗

一旦确诊为乳癌，不论患者本人或其家属均须采取既来之则安之的态度，尽快调整心态，去乳腺专科接受正规的综合治疗。**切忌为了减轻患者的思想负担，对其隐瞒癌情而避免去专科医院接受治疗，因为乳癌与一切癌症一样，首次治疗制订正确的治疗方案甚为重要。治疗得当，治愈的机会就大增；反之，常一失足而成千古恨。**

下面我介绍两位患者的实例。一位患者错误的认为偏方、气功能治癌，拒绝正规的手术及化疗，且盲目坚持，以致一错再错。（图3-1 ～ 5）

肿瘤经过五年，已浸润到皮肤，乳腺癌已进入晚期。

另一名患者情况类似，该患者试用某单方治疗，自己也不断的

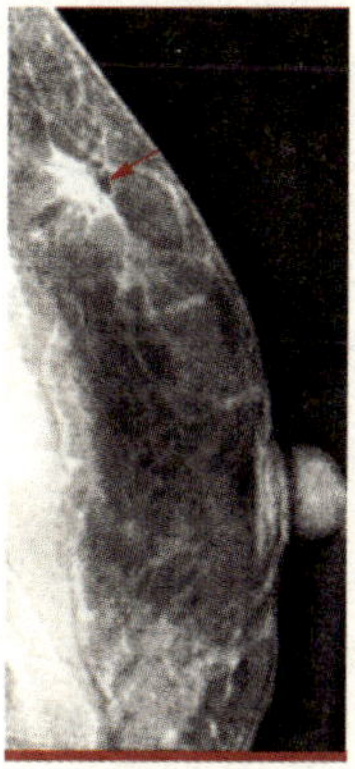

图 3-1

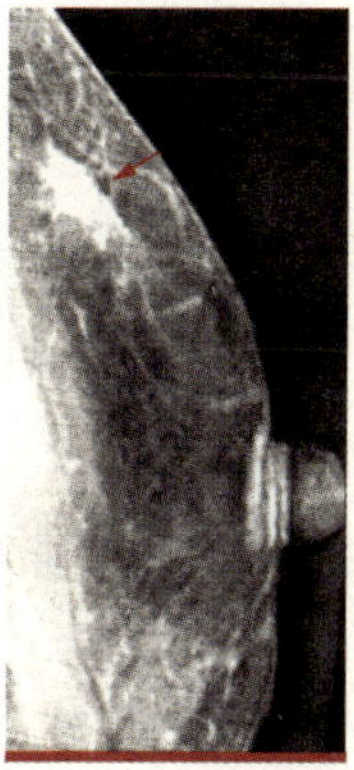

图 3-2

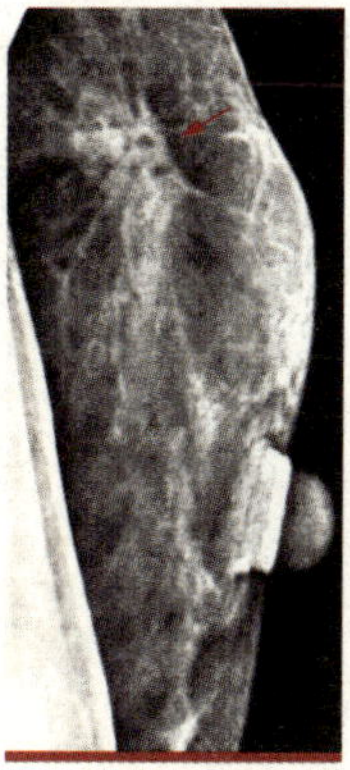

图 3-3

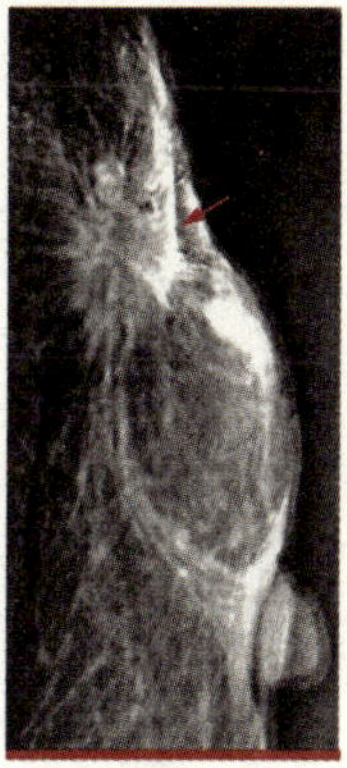

图 3-4

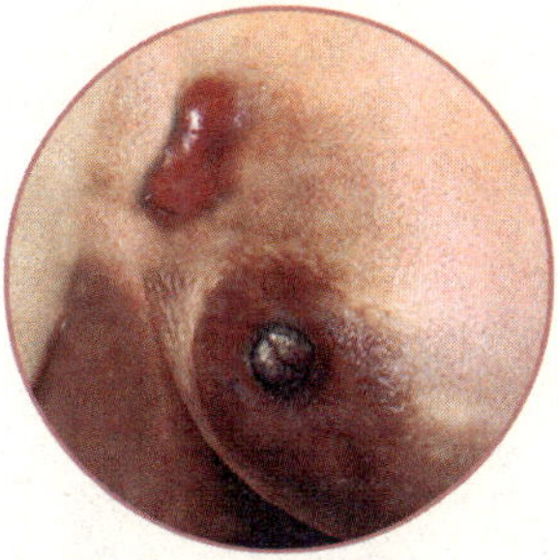

图 3-5

第一次拍片（图 3-1）

发现早期乳腺癌，肿块1cm×0.5cm，乳房外形无改变，也没有不适症状，所以不愿意做手术。

第二次拍片（图 3-2）

相隔不到一年，肿瘤已增达到2.5cm×1.5cm，病人仍无症状。

第三次拍片（图 3-3）

肿瘤增大到4cm×3.5cm，并且已开始向外扩散浸润，长出长短不等的浸润毛刺。乳房外表可以看到微小变化，但仍无临床不适等症状。

第四次拍片（图 3-4）

肿瘤继续增大 5cm × 5cm，并开始浸润皮肤。乳房有不适之感。

第五次拍片（图 3-5）

肿瘤已侵犯整个乳房，并将乳头向内牵拉，造成乳头凹陷。这时病人才接受手术治疗。

照相，客观地观察疗效，当她发现此法无效病情进展时，立即采用正规的化疗、病灶日见减小，最后采取手术，至今仍健在。

两个鲜明的对比，明确告诉我们一旦患了乳癌必须采取正确的治疗。

39. 不同的选择，不同的结果

肖女士去年在乳腺普查时，医生从X线照片上发现她的左侧乳腺有一个不到绿豆大的小肿瘤，必须马上进行活检才能确诊，肖女士二话没说，完全遵照医生的安排，第二天一早就来到门诊准备接受穿刺活检。三天后病理报告早期乳腺癌，医生为她安排了一套完整的治疗计划，她都能一一配合。现在肖女士经过治疗以后身体已完全恢复术前状态，由于是肿瘤早期，所以只作了一个局部手术，乳房得以保留，两侧对比几乎看不出手术痕迹，现在肖女士早就正常上班，重归健康队列，享受着美好的生活。

相比之下与其同单位的赵女士的命运就大相径庭，虽说赵女士各种营养保健食品天天不离口，各种美容化妆品也应有尽有，但是对于体检、普查这些关系健康的大事，她却不上心，自认为平时像伤风感冒都不得，更不用说得过什么大病，她总认为癌症与她无

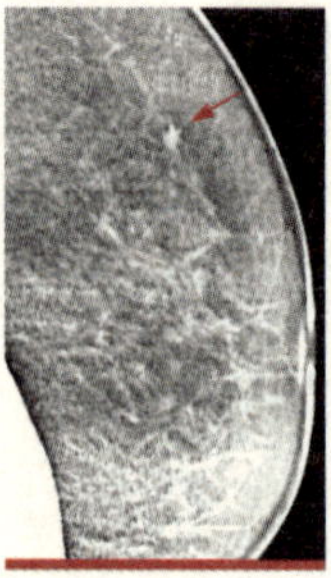

图 4—1

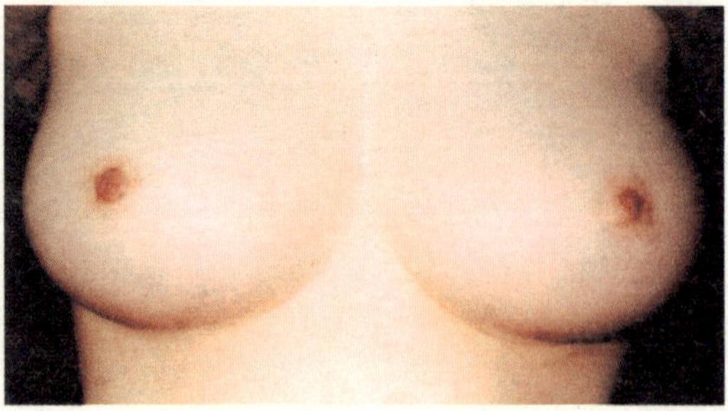

图 4—2

图 4—1　肖女士左乳 X 线钼靶片，上方箭头示处为直径 0.3cm 的微小肿瘤。

图 4—2　肖女士手术治疗痊愈后双侧乳腺照片，除一个浅浅的刀口瘢痕外，乳腺完好如初。

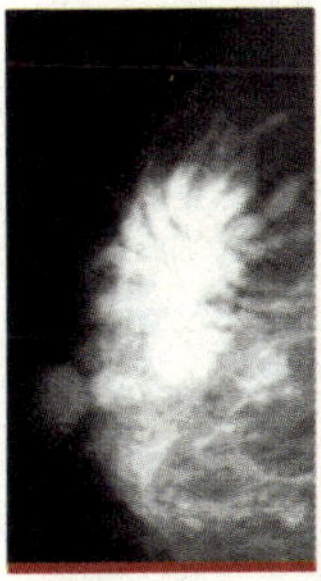

图 5–1

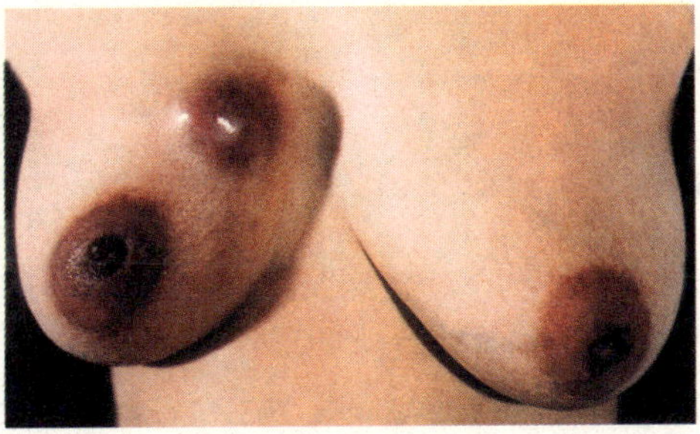

图 5–2

图 5–1　赵女士右乳 X 线钼靶片，巨大肿瘤已遍及整个乳腺。
图 5–2　赵女士治疗前乳腺照片。右侧乳头已开始向内收缩，肿瘤已侵犯皮肤形成紫红色块。

缘，可不知癌症恶魔正一步步向她逼近，侵袭着她的身体。在一次沐浴时偶然发现右侧乳房有些异样感觉，鼓鼓的、胀胀的，但既不疼也不痒，也毫无不适之感，自认为这可能是隆乳霜在起作用。

俗话说：“一失足成千古恨”，由于自己一时粗心大意，多次不参加普查，乳房上的肿瘤已经遍及整个乳腺，向全身转移。虽然经过各种治疗，却难以挽救自己的生命，是恶性肿瘤夺走了她年轻的生命，也是因为自己的一时疏忽而葬送掉美丽的青春。

当人们面临着恶性肿瘤比较高发的今天，往往会出现两种不同的态度。一种是回避现实，认为肿瘤离自己非常遥远，甚至存在侥幸心理，一旦发生肿瘤又会坐以待毙，惊慌失措，万念俱灰。我们必须克服这种不现实的错误心态。另一种就是像肖女士一样，以科学的态度，积极参加普查，配合医生，充分利用现代手段和先进的医疗技术。只要保证做到“三早”，完全可以创造奇迹。**生命和健康就在自己的正确把握之下**，千万不要重走赵女士的复撤。

40．乳腺X线钼靶像有助于预测乳腺癌发生的几率

乳腺X线数字化钼靶像，可以清晰的反应乳腺组织的实质结构，这些组织的实质结构的不同改变是考量乳腺癌变几率的重要指标。我们经过30多年，70万人次普查的分析研究，将妇女乳腺X线表现分为四大类型的十种亚型，可以预测每型乳腺的癌发几率。

这四大类型分别为腺体致密型（$Ⅰ_a$、$Ⅰ_b$）、脂肪透亮型（$Ⅱ_a$、$Ⅱ_b$）、索带导管型（$Ⅲ_a$、$Ⅲ_b$、$Ⅲ_c$）、中间混合型（$Ⅳ_a$、$Ⅳ_b$、$Ⅳ_c$）。其中$Ⅱ_b$、$Ⅲ_c$、$Ⅳ_c$三种亚型为高危人群，除可实行药物干预，降低其危险度外，更应定期作X线及超声检查，一旦发生癌变，可被早期检出，早期治疗，以获得较好的治疗效果。

41．X线检查不可滥用

任何X线对于人体均属于有伤害的放射线，与对全身其他部位检查一样，乳腺X线钼靶照相虽然射线剂量低，但必须使用得当，不可滥用，尤其对乳腺、生殖系统等应该有所限制。根据世界卫生组织规定，作妇女乳腺投照一次的照射剂量不应超过1拉德，同时规定每年不要超过一次，尤其怀孕妇女应尽量避免接触射线照射。另外，青年女性或腺体致密的乳房，X线照相检查欠佳，可能作超声波检查更适宜。

7 乳腺的病理检查

阚　秀：北京大学人民医院病理科教授，专长于乳腺癌病理及细胞学诊断研究，担任中国抗癌协会乳腺癌专业委员会病理组组长。
李金锋：北京大学临床肿瘤学院乳腺癌防治中心副主任医师、副教授。
李明璜：斯坦福大学及加州大学旧金山医学院流行病学教授。

42. 为何要做病理检查?

癌症的诊断与普通疾病不同，这种诊断往往给病人及家属带来巨大的精神压力，所以诊断癌症应当十分谨慎。正因为如此，癌症的诊断要求一定在病变组织中找到确凿的癌细胞。否则，没有经过这一步骤，或没有找到癌细胞，就不应当施行根治性手术或全身性治疗（包括化疗放疗等）。

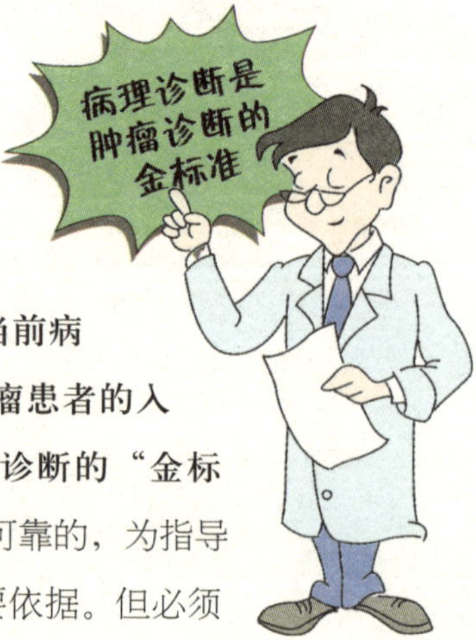

目前作为肿瘤良恶性鉴别诊断的独有方法，仍依赖于病理组织学检查，即病理学诊断。因此，**当前病理学诊断是肿瘤的最后诊断，即肿瘤患者的入院诊断，故有人称病理诊断为肿瘤诊断的“金标准”**。换言之，病理诊断应当是准确可靠的，为指导临床制定治疗方针和判断预后的重要依据。但必须说明，“金无足赤”，由于标本取材有限，切片只有 4 ~ 6 微米厚，因此其代表性有时也是有限的、相对的。

病理检查最常用的方法是病理组织学检查，即常规病理诊断技术。这种方法是将手术切除的标本，或其他各种方法取到的标本，用甲醛溶液浸泡固定，酒精脱水，用石蜡包埋，然后切成4 ~ 6微米厚的切片（1 微米等于 1/1000 毫米），再进行染色，制成切片。经过这些处理以后，医生即可在显微镜下清楚地观察细胞的形态和组织学结构，根据其异常改变及其程度作出判断，即病理组织学诊断。这个过程通常需要大约 3 ~ 5 天的时间。

43．何谓活检？

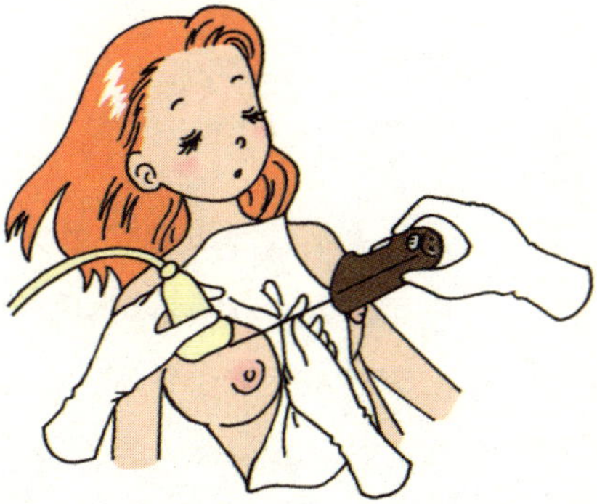

“活检”的全名应是活体组织病理学检查，是病理检查最常用、最重要的检查手段。活检有多种方式，最常用的是切除活检，即将肿物完全切除送病理科进行检查。这种检查多用于肿物较小（如直径2厘米以下）的病人。如果病理报告为良性，即可明确诊断又可达到治疗目的；如果病理报告为恶性，明确诊断后再进一步治疗。

此外，还有冰冻活检、穿刺活检、切取活检等，各有相应的用途。

44．何谓冰冻活检（快速活检）？

在临床实践中，有时需要在手术台上明确肿瘤的良恶性质，以决定手术方案。因为良恶性肿瘤的手术治疗方法是完全不相同的，这就要求病理作出快速诊断。目前采用的方法多是快速冰冻技术制作切片，即所谓冰冻活检。这种方法全过程大约需要30分钟左右，有的单位采用其他方法也可快速切片，也称快速活检。

快速活检的优点是“快速”。该方法虽快速，但切片质量较差，不能达到全部明确诊断的目的，因此还有赖于石蜡切片作出最后诊断。

45．何谓穿刺活检？

穿刺活检，就是应用穿刺针，刺入肿物组织内，利用负压吸力或切割力，取得小块组织栓，制成病理切片，在显微镜下观察，作出诊断。由于穿刺出的组织只是在针头内的微小组织栓，只在针芯内，故又称针芯活检。

此法的优点在于不需要手术，操作较简单，也可基本达到组织学诊断的目的，并可获得一定的生物学信息。但由于其标本组织微小，切片技术较困难，显微镜观察作出的诊断受到一定限制。不过绝大部分病例还是可以得到正确的组织学诊断的。

46. 什么是前哨淋巴结，前哨淋巴结活检有何意义？

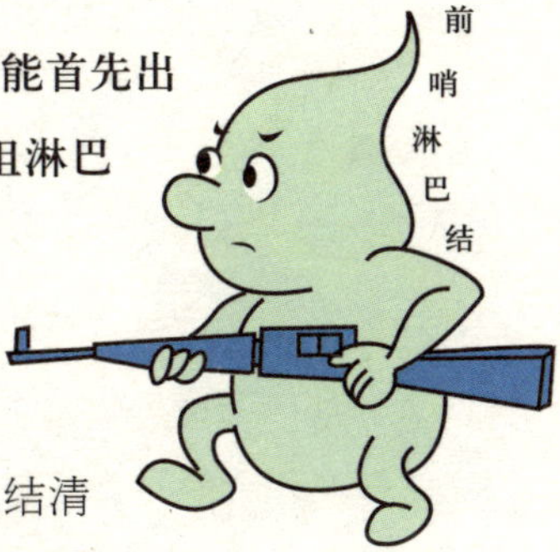

前哨淋巴结亦称哨兵淋巴结，即最可能首先出现转移的第一个（组）淋巴结，如果这组淋巴结没有转移，其他淋巴结发生转移的可能性很小。

目前，在乳腺癌治疗中，腋窝淋巴结清扫仍作为常规手段。但是，腋窝淋巴结清扫可使约10%～30%的患者出现程度不同的患肢淋巴水肿，由于目前尚无有效手段治疗这种并发症，患者生活质量显著下降。其他未出现淋巴水肿的患者，在术后的生活中也需要百倍呵护患侧上肢。那么，是否有办法避免某些不必要的腋窝淋巴结清扫术呢？

乳腺癌前哨淋巴结活检是通过特殊方法找到并取出前哨淋巴结，经病理化验如果发现转移则行腋窝淋巴结清扫，如果没有转移则不必再行更大范围的腋窝淋巴结清扫术，也就避免了诸多术后并发症的发生。若再结合保乳手术，乳腺癌患者的手术损伤将降至最低，她们更可以像正常人一样的生活。

国外大型乳腺癌治疗中心已经常规开展前哨淋巴结活检多年，活检没有发现转移者免除腋窝淋巴结清扫后再发生腋窝淋巴结转移复发的病例很少。北京大学临床肿瘤学院暨北京肿瘤医院乳腺癌预防治疗中心经过前期研究，目前已经具备前哨淋巴结活检临床应用的条件，并已在临床开展这项工作。

47. 乳腺细胞学检查有临床意义吗?

乳腺细胞学检查是通过一定的取材手段，取得病变处的细胞，在显微镜下作出诊断。细胞取材方法包括细针吸取、乳头溢液涂片、印片、抹片等。

最常用的方法为针吸细胞学检查又称针吸细胞学或穿刺细胞学检查。此法简便易行，适用于普查或门诊检查。对于乳腺可触知肿物，需排除恶性时，这是一种简便而可靠的检查方法。但应当注意，这种检查法不能代替组织学诊断，如果细胞学报告阳性，绝大部分病人都是癌症；如果细胞学报告阴性，则不能排除恶性可能，须进一步做活检，因为它的假阴性较高。

细胞学检查的另外一种方法是乳头溢液细胞涂片。该方法最为简单，对乳头有溢液的病人，只需将溢液做成涂片，即可在显微镜下查找癌细胞。做溢液细胞学检查时，须注意先将溢液挤出，取最后用力挤出的一滴制成涂片，可提高阳性率。

48. 乳腺穿刺检查能引起癌的扩散吗?

许多患者对乳腺穿刺检查具有恐惧心理，疑虑重重，总是担心一经穿刺就会使癌症扩散。其实这是一种误解，是受传统观念影响的结果，是完全不必要的。

乳腺穿刺检查能否引起癌细胞的扩散问题，国内外不少专家及临床医生进行过大量的研究和观察。**研究的结果都一致认为，乳腺癌穿刺检查患者的5年存活率与未作穿刺检查者比较，二者之间无明显差别，其生存期的长短也没有明显差别。**

可见，患者与其担心穿刺扩散而耽误诊断，不如及时穿刺早期明确诊断，及时治疗，不至于等到疾病发展到晚期严重时才去开刀做大手术，以至于失去治疗挽救的机会，造成严重后果和终生遗憾。

49. 何谓免疫组化，有何用途？

免疫组化是近年发展起来的一种新技术。**目前免疫组化应用的是单克隆抗体，因此可用来检测组织细胞中的某种特异性物质成分，如鉴别肿瘤是哪种细胞来源等。**但到目前为止，尚未能发现一种单克隆抗体可用来鉴别肿瘤的良恶性，因此不能指望在诊断恶性困难时依赖免疫组化。另一方面，免疫组化作为一种辅助诊断手段还是很有用的，如乳腺组织中肌上皮细胞消失则可能就是癌，对诊断有一定的帮助。

50. 何谓癌前病变，非典型增生和原位癌是咋回事？

癌前病变系指某种病变经过若干年后，有很大可能（几率在10%以上）转变成为浸润癌的病变。**癌前病变不是癌，但很可能**

发展成癌。因此，对于癌前病变必须给予十分重视，密切观察，必要时可作手术切除达到预防目的。

癌前病变发展成癌的过程，可以是一个漫长的过程，时间长者可达10年以上。当然，也可以在较短时间内癌变。因此，还是及时治疗较为妥当。

乳腺的癌前病变，通常是指导管上皮的非典型增生，特别是中—重度非典型增生。所谓非典型增生是一个病理诊断名词，是指组织细胞形态发生异型性改变，是向癌转变的一个过渡阶段。因此，这一阶段的治疗属于癌的预防。

所谓原位癌，是指乳腺腺体或导管上皮已经癌变，具有恶性细胞性质，但未穿破基底膜，这种癌细胞不能转移，不引起病人的严重后果。然而，癌细胞一旦突破基底膜，变成浸润癌，其后果就较为严重了。

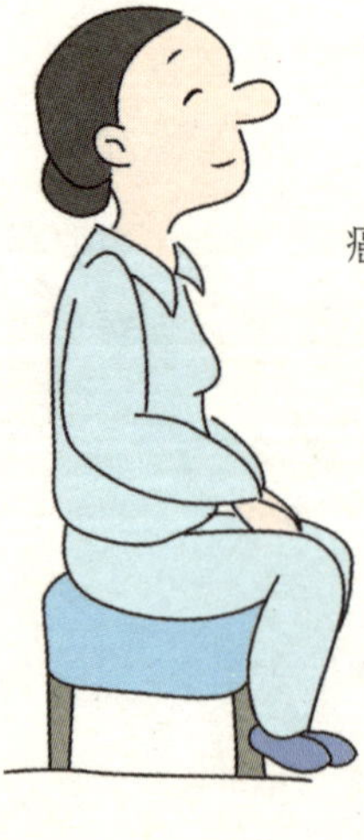

近年研究证明，由非典型增生转变成原位癌，再由原位癌变成浸润癌，也可能需要较长时间，长者可达十数年。并且也不是所有的原位癌都能变成浸润癌。虽然导管原位癌和小叶原位癌两者都有“癌”字，但与浸润癌不同，目前也有人将其列入癌前病变之列。因此，原位癌患者也不必恐慌，只需积极治疗，效果是非常好的。

51. 何谓乳腺增生症，是癌前病变吗？

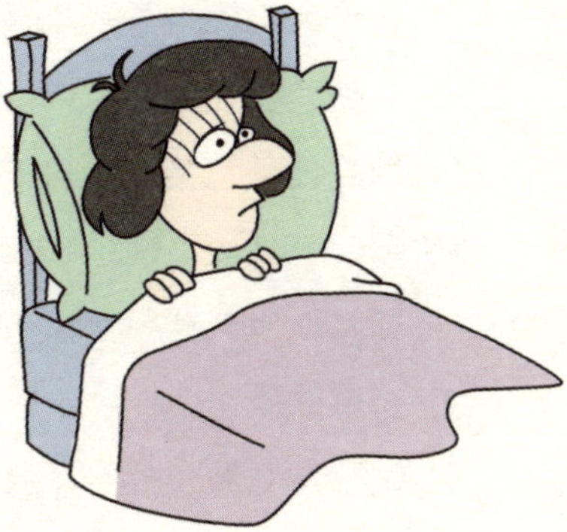

乳腺增生症又称纤维性囊性乳腺病。该病是由内分泌紊乱引起的乳腺各种组织的不同程度的增生。显微镜观察，变化多种多样，包括囊肿形成（囊肿病）、小叶增生形成腺病、导管内乳头状瘤病，有的还形成纤维腺瘤。以上这些变化，都属于单纯性增生，一般说来这些病变发展成为浸润癌的危险性很小。另一类则为非典型增生，大约占乳腺增生症的5%，可分为轻、中、重3级，特别是中和重度非典型增生，一般被认为是癌前病变，比普通人群的癌变机会高5倍，有家族史者则高出 10 倍。可见非典型增生必须予以重视。

乳腺增生症在成年妇女很常见，程度轻重不一，95% 均为以上所说的单纯性增生，发展成为癌的危险性不大，不是癌前病变，不必过分担心，只要注意及时检查，随时发现问题，找医生看病即可。如果病理诊断上有“非典型增生”字样，就提示进入癌前病变范围，应当引起足够重视，密切随访，发现问题及时到医院检查，进行适当处理。

52. 何谓早期乳腺癌，早期发现有何好处？

乳腺癌和其他癌一样，其治疗方法虽然随着医学的发展，经过多种变化，但治愈率并未明显改善。因此，大家一致认为，**要想提高乳腺癌的治愈率，关键在于早期发现、早期诊断、早期治疗，即所谓“三早”。只要早期发现，癌症是可以治愈的。**

那么，何谓早期乳腺癌呢？

◆ **原位癌**

包括导管原位癌和小叶原位癌。此时癌细胞尚包裹在基底膜内，未浸润出去。不浸润就不会转移，治疗效果就非常好。因此，有的学者把这种癌列入癌前病变的范围内。

◆ **小癌及微小癌**

顾名思义，体积小，就应当早，治疗效果也应当好。小癌系指直径1厘米以下的小癌；0.5厘米以下的小癌称微小癌。在这里须指出：体积小，并不能完全排除转移的可能性；如有转移，治疗效果就会差许多。

◆ **微小浸润癌**

原位癌刚刚开始浸润，浸出部分很微小，不超过2毫米，如治疗得当，其疗效也非常好。

◆ **Ⅰ期乳腺癌**

按乳腺癌发展过程分成4期，Ⅰ期最早，Ⅳ期最晚。所谓Ⅰ期即指肿瘤直径小于2厘米，无淋巴结转移，更没有其他脏器转移者。临床认为，此时治疗效果也相当不错，相对Ⅱ～Ⅳ期而言也属早期。

◆ **其他**

如一部分无腋窝淋巴结转移的隐性癌、某些良性病变癌变等，其情况较为复杂，应视具体病情而定。

53. 何谓浸润癌，有何危害？

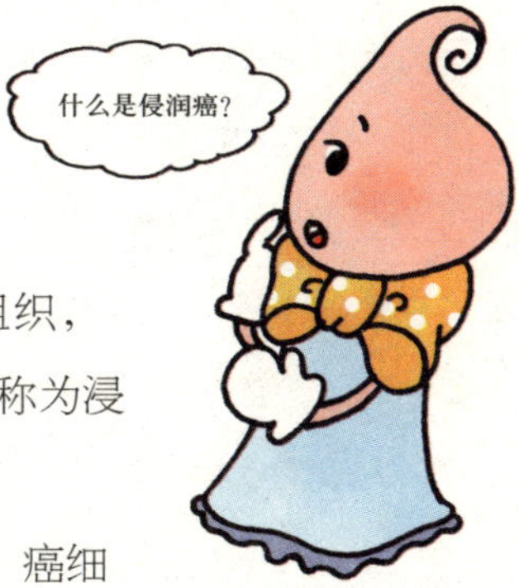

乳腺组织细胞癌变后，首先局限在基底膜内，称原位癌。因为**癌细胞具有浸润破坏组织能力**，一旦癌细胞突破基底膜，侵入间质中，即不断破坏周围组织，向周围组织浸润。当浸润非常明显时，即称为浸润癌。

可以理解，癌症一旦发展成为浸润癌，癌细胞除破坏周围组织外，还可能破坏血管、淋巴管。癌细胞进入血管、淋巴管后，随之游走，在某脏器内停留下来，并在这里形成一个新的肿瘤，这就是转移瘤。乳腺癌转移首先是腋窝淋巴结转移，再到锁骨下淋巴结，也可以再入血，形成血行转移到肺或骨等脏器。肿瘤一旦形成转移，按照目前的肿瘤治疗方法，治疗效果常是很有限的。

浸润性癌的恶性程度不同，对病人的危害程度也不相同。这取决于许多因素，意义最明显的，如肿瘤的分期、分型、分级、大小，淋巴结转移情况，有无血行转移等及其他一些参考指标。因此，乳腺癌病人手术后常需做多种因素的病理检查，以评估病人的预后和制定进一步的治疗方针。

54．乳腺癌病理分型与预后有关吗？

乳腺癌病理分型是指它的病理组织学类型。乳腺癌在显微镜下形态多种多样，各种形态不同，其恶性度也不相同。病理学家根据其组织学形态特点，及其与预后的关系，将乳腺癌分成许多组织学类型，又称组织学分类。

◆ **原位癌**

此型治疗效果极佳。

◆ **微小浸润癌**

如果此时得到治疗，效果也相当理想。

◆ **特殊类型的癌**

乳腺癌中有一大类形态特殊的浸润癌，这一大类癌通常分化较好，恶性度较低，预后较好，手术后5年存活率可达70%以上。这类癌包括：小管癌、腺样囊性癌、黏液癌、乳头状癌、典型髓样癌及顶泌汗腺癌等。

◆ **浸润性导管癌**

这种类型是乳腺癌中最常见的一种类型，大约占全部乳腺癌的70%～80%。这一大类分化较差，其预后也相对较差，通常5年存活率在 50% ~ 80%。

◆ **特别恶性的癌**

如炎性乳癌、梭形细胞癌、癌肉瘤等。

◆ **还有一大类乳腺肿瘤，不叫癌，叫肉瘤，也是恶性肿瘤。**

包括多种组织学类型，由于其组织来源不同，名称不一，其恶性程度也不一样。在此不一一叙述了。

55. 乳腺癌的组织学分级是怎么回事，有何用处？

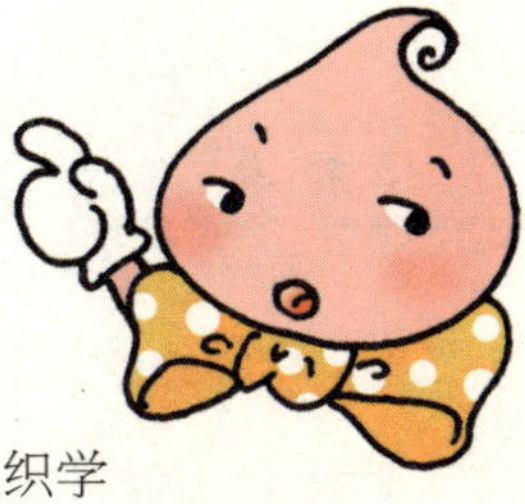

肿瘤的组织学分级其实是组织分化分级。**分化越差，分级越高，其恶性度也越高，预后也就越差**。可见，肿瘤的生长快慢、转移发生的早晚等肿瘤恶性程度因素是由肿瘤分化程度决定的，也就是肿瘤的组织学分级。

乳腺癌是一种恶性肿瘤。根据其组织学特点，分成为3级：1级为低度恶性，生长较慢，转移较晚，预后较好；3级则相反，为高度恶性，预后较差；2级介于二者之间。经研究证明，3级之间预后有明显差别，当然这还要结合其他许多临床病理预后因素综合分析，才能做出预测。

56. 乳腺癌是如何分期的，有何意义？

现在认为癌症是一种全身性疾病，它在身体一部分发生后可以转移到身体其他部位，直到病人无法继续承受这种疾病。将癌症的这种发展过程，人为地划分成不同的阶段，这就是癌症的分期。**分期越早治疗效果越好，患者生存时间越长**。

目前采用的多是国际公认的分期标准，即国际 TNM 分期方法。T代表肿瘤的大小，N代表淋巴结转移情况，M代表远处转移情况。

57. 乳癌基因检查利弊

乳癌基因的发现及其测试的应用，是近几年来医疗新闻的热门话题。有乳癌家庭史的妇女可能会怀疑自己是否带有基因，要不要去做测试呢？

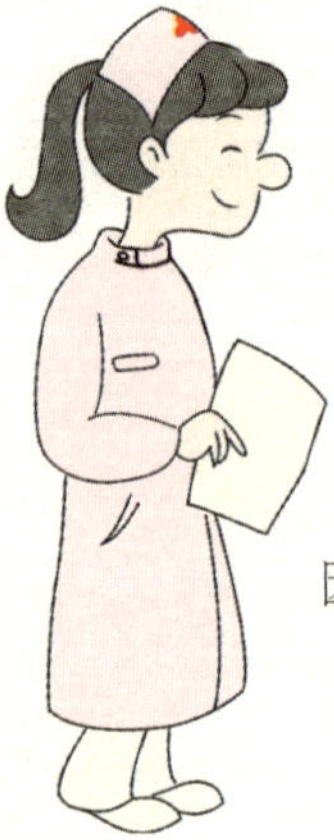

研究报告发现，在乳癌患者中只有5%～10%的人带有一个乳癌基因；但年轻患者（45 岁以下）20%有乳癌基因突变；更进一步发现，有家族史的患者，乳癌基因突变率高达80%。但是这些乳癌基因不是乳癌患者的专利权，他们同时也在卵巢癌、前列腺癌、直肠癌或脑癌的患者身上被发现，所以对基因测试的利弊做深入的探讨是绝对有其必要的。

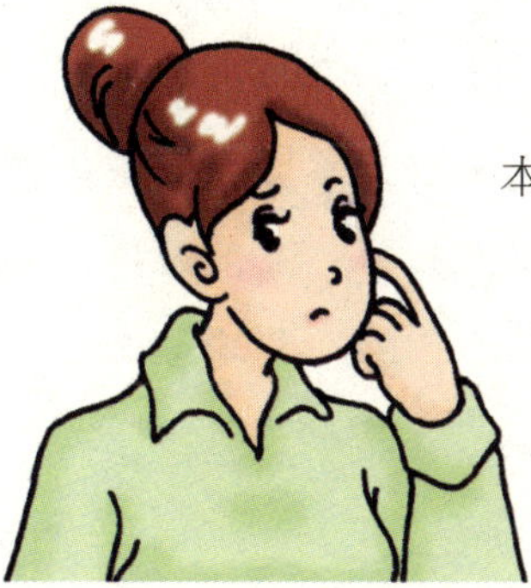

测试的程序很简单，只需要一个抽血样本，但是费用却相当昂贵，约2000美金。知道测试结果以后又会有什么得失呢？可以确定自己并没有带有某种基因，可以令你松一口气，真的是如释重负；但如果测试结果是肯定的，又该怎么办呢？

目前最激进的手段是切除乳房，但无法证明这种防备性的手术确实可以降低癌细胞的发生率，没有医师能担保以后癌细胞不会生长在其他器官，譬如直肠。况且还有其他基因突变的现象尚未被发现，也可能以后导致其他癌症的发生。另外一个很重要的问题是：一些带有乳癌基因的妇女并没有得乳癌，这就表示乳癌基因检查不是绝对性的。最值得研讨的课题反倒是“受试者的心理影响”；很多人一旦知道自己是乳癌基因的携带者，感觉上就像带了一颗定时炸弹在自己身上，会产生严重的沮丧、忧虑及不安的情绪，因此也会影响家庭成员之间的关系，进一步还要担心保险公司在收到这份测试结果的资料后，会不会不再让你续保健康险呢？至于试验结果确定不带有乳癌基因的妇女，也往往还是会担心自己以后得乳癌或其他癌症的可能性。

利弊得失该如何取舍呢？由于癌基因的测试会带给个人、家庭甚至社会及医疗制度许多新的挑战，假若你决定去做基因检查，在付诸行动之前以及得到测试结果之后，向具有专业训练的基因辅导员请教、咨询是绝对必要的。

总而言之，**测试乳癌基因的存在与否，我个人感觉是弊多于利，最好的策略还是督促自己定期做身体检查**。早期发现，早期治疗，提醒自己改善日常生活及饮食习惯，从根本上着手去寻求降低癌症发生的可能性，而这也是你为自己买到的最可靠的保险。

8 乳腺癌的治疗

李明瑱：斯坦福大学及加州大学旧金山医学院流行病学教授。
李金锋：北京大学临床肿瘤学院乳腺癌防治中心副主任医师、副教授。
李萍萍：北京大学临床肿瘤学院中医科主任、教授。
江泽飞：军事医学科学院 307 医院乳癌科主任。
李世拥、赵菲：北京军区总医院普通外科。

58. 向医师请教的九大问题

当医师宣判你得了乳癌时，病人的感觉都有如晴天霹雳，在震惊害怕、不愿相信这个事实之余，首先要知道，癌细胞是否只留在乳房或者已扩散到其他器官。因此，我拟出以下问题，让你向自己的医生仔细询问，以帮助你了解自己的病情，决定最贴切的治疗计划。

1.

Q 我的肿瘤是原位性的，还是侵入性的?

A 由于原位癌大部分不会变成浸润癌，预后情况非常好，治疗方式与浸润癌有所不同。

2.

Q 我的肿瘤有多大?

A 直径小于2厘米表示是比较早期的癌，直径大于5厘米表示是比较晚期的癌。

3.

Q 我的乳癌是那种性质的？

A 85%属于乳腺导管癌；12%是乳腺小叶癌，小部分是管腺癌或髓样癌性质的，治疗方法稍有不同。

4.

Q 我的乳癌细胞属于那种分化程度？

A 如果答案是高分化，就是个好消息；如果是中分化也还不坏；如果答案是低分化，情况就此较严重了。

5.

Q 我的癌细胞雌激素受体是阳性的吗？

A 一般而言，如果是阳性的，预后比较好。已停经并且是受体阳性的患者，用他莫昔芬治疗效果很好。

6.

Q 我的乳癌有没有蔓延到淋巴结？

A 如果医生的回答是："没有淋巴结转移"，表示仍然是很早期的乳癌，是好现象；若回答是"有1～3个淋巴结转移"，算是中期；如果说是"有 4 个以上淋巴结"，则表示已属较晚期。

7.

Q 验血检查肿瘤标志物的结果如何？

A "正常"则表示癌细胞可能尚未蔓延到肝脏及骨骼；若是"不

正常”，你的病情便需要进一步的检验。

8.

Q 红细胞及白细胞数是否正常？

A “正常”表示没有贫血，也具有适度的抵抗力；如果属“不正常”，则表示可能有贫血或发炎，必须做进一步的检验，因为癌症后期常有贫血的现象。

9.

Q 我的胸部X线检查是否正常？

A “正常”表示癌细胞没有扩散到肺部；若癌细胞已经蔓延到肺部，就属末期现象，情况比较严重。

上述九个问题能够帮助医师及病人有效地讨论出治疗的方针。然后，你还可将这些资料带去请教另外一位乳癌治疗专家，最后再做出早期治疗的选择。

59. 找寻可以给“第二个意见”的医师

“第二个意见”在医学界已是广为运用的名词，美国的消费大众也愈来愈重视可以使用它的权力。

当你的乳癌诊断被确定后，你最先的反应无疑是大吃一惊：怎么会发生在我身上？接下来的反应是生气：为什么我的乳房会长这个可恨的瘤呢？然后就是害怕：我生存的机会到底有多少？

在这时候，你最需要的就是家人或亲戚、朋友的关心与支持，尤其当在第一次与主治医师讨论治疗的方针时，最好有一位亲人与你一起去，他（或她）可帮助你一起记住讨论的内容。

接下来还有一件很重要的事，那就是寻求第二位（可以不只一位）医师的意见。因为医师们对乳癌治疗的方针常有不同的看法，他们的建议与评估，也往往不尽相同。譬如：要做肿瘤切除，还是局部乳房切除手术，甚或是全部乳房切除手术？更进一步的，要不要做乳房整形手术？要做什么样的化疗？要不要做放疗？要做多久……医师们根据他们的经验，可能都有不同的计划。

假若其他医师的分析与意见与你的主治医师意见相同，那你很幸运，否则再找第三位专家，直到你认为合理为止。

如何寻找给“第二个意见”的医师？你可以请你的主治医给你建议，或者打电话到所在省市的癌症中心或抗癌协会，更可在网上查询。

60. 保乳术将成为主要手术方式

对于大多数乳腺癌患者来说，虽然乳房切除有益于疾病的治疗，然而面对手术之后女性特征的缺失，她们所受到的精神创伤，并不比癌细胞带来的痛苦要小。因此，在战胜乳腺癌的同时，继续保持形体的良好，将给女性患者带来非同寻常的意义。

十九世纪中末期乳腺癌根治术的创立，是现代乳腺癌外科治疗的里程碑。随后，**乳腺癌的手术治疗从扩大根治术到改良根治术，**

再到保乳手术，经历了一个由小到大，再由大到小的变化过程。保乳治疗通过缩小手术切除范围来减轻患者的痛苦，满足患者对美容的要求；通过术后辅助治疗来保证疗效，提高患者的生活质量。在西方发达国家，保乳手术已经成为乳腺癌外科治疗的主要术式。在我国，该技术的推广近年也明显加快。

61．保乳术治疗效果不亚于根治术

是不是所有的乳腺癌患者都可以接受保乳手术呢?

一般说来，如果患者有保留乳房的要求，同时满足年龄在30~65岁，肿瘤单一、大小在3厘米以内，肿瘤边缘距乳晕边缘在2厘米以上，没有明显的局部症状和腋窝淋巴结转移，均可以考虑进行保乳治疗。

虽然保乳术能够保证术后形体的美观，但是很多患者对术后的存活时间依然非常担心。实际上，**只要严格掌握适应证，系统、规范的治疗，保乳术和根治术一样，可以达到良好的治疗效果。**

62．保乳术后别忘辅助治疗

现阶段的保乳治疗涵盖了保留乳腺的手术治疗和术后综合辅助治疗两方面。

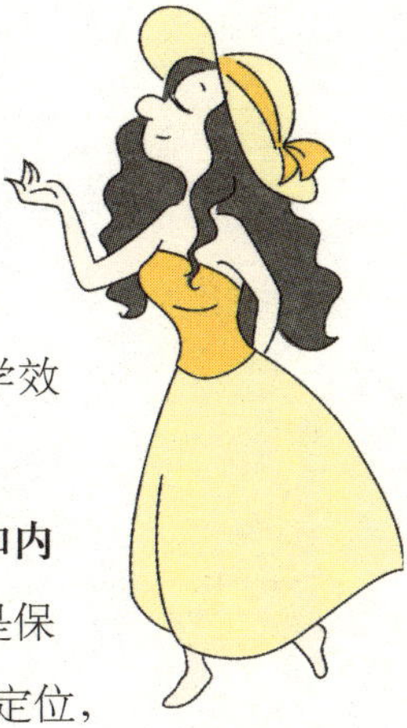

保乳手术通常包括肿瘤切除和腋窝淋巴结清扫，具体的手术方式包括象限切除、肿瘤扩大切除和肿瘤局部切除，目前应用较多的是扩大切除。手术的关键在于保持乳房良好的外形和美学效果，并确保较低的局部复发率。

保乳术后的辅助治疗包括放射治疗、化疗和内分泌治疗。放疗可以消灭同侧乳房的残存病灶，是保乳治疗的基础，它通过合适的放射剂量、精细的定位，使乳房在保持正常外形的同时获得长期局部控制效果。化疗是辅助性的全身治疗手段，其主要作用是杀灭局部和区域治疗无法解决的亚临床病灶，提高患者的总体生存率。而对于雌激素、孕激素受体阳性的乳腺癌患者，内分泌治疗可以降低体内雌激素水平，提高远期疗效。

由于在我国的乳腺癌患者里，中晚期患者较多，改良根治术在未来很长一段时间内仍要承担主角的重任。但是，随着早期诊断技术与综合治疗手段的进步，保乳手术取代改良根治术必将成为现实。

63. 乳腺癌为什么需要综合治疗？

目前认为，大多数乳腺癌并非局部性病变，**在疾病的较早期阶段可能就发生了全身性转移，所以单纯手术并不能解决全身性疾病的问题**，而影响患者生命的主要因素是肿瘤转移。乳腺癌单纯手术治疗，术后复发转移的发生机会在50%以上。因此，乳腺癌的治疗也从单一手术治疗模式向手术联合化疗、放疗、内分泌治疗等多学科综合治疗转变。

64. 保乳手术后为什么要做放疗？

放射治疗是保乳术后减少乳房局部复发的重要措施。如果单纯做保乳手术不加术后放疗，同侧乳房发生局部复发的机会高达30%，而合理放疗之后，这种复发的机会将降至 5% 以下。

对于某些低复发风险的老年乳腺癌患者，有研究尝试免除保乳术后的放疗，局部复发的比例也不高，但目前手术后放疗仍然是乳腺癌保乳治疗的标准方法。

65. 早期乳腺癌是否还需要化疗？

现在早期乳腺癌的定义主要是指临床Ⅰ～Ⅱ期乳腺癌。但是，Ⅰ～Ⅱ期乳腺癌并非真正意义的早期。乳腺癌的早期阶段应该在原位癌阶段，这一阶段因为不会发生转移或很少发生转移，所以无须化疗。但遗憾的是，目前临床确诊的乳腺癌大多数为浸润性癌，原位癌只占5%～10%（国外可高达30%）。肿瘤发生浸润就有可能通过血管和淋巴管发生远处转移，化疗的主要目的就是要杀灭这些可能存在而目前临床又未能查出的微小转移病灶。因此，**现在多数所谓的“早期”乳腺癌都需要全身化疗。**

66. 术前化疗有何优势？

术前化疗，顾名思义，即在手术前进行的化疗，亦称新辅助化疗。

既然都是辅助化疗，手术前和手术后应用又有什么不同呢？概括起来新辅助化疗与辅助化疗相比存在以下区别：

- **减少辅助治疗的盲目性**

众所周知，化疗是对人体可能有害的治疗手段，任何一种化疗方案都不可能对每位患者均奏效，而目前尚不具备准确预测化疗疗效的参照指标，所以在手术后应用治疗，无论是否有效都需要足量全程完成。也就是说，有相当一部分患者既接受了治疗所造成的痛苦，又没有从中获得任何治疗益处。若把辅助治疗提至手术之前，在一定程度上可以减少治疗的盲目性，因为肿瘤本身就是最好的疗效判断指标，治疗有效肿瘤必然缩小，如果无效或效果不理想，可以及时调整方案。

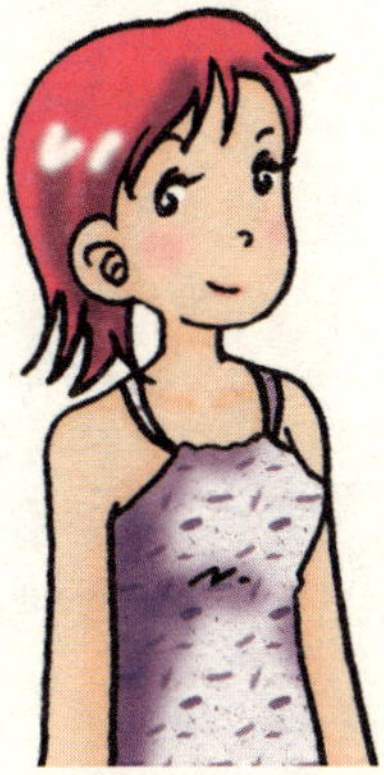

- **提高保留乳房的比例**

保留乳房手术开展的多少，从一个侧面反映出医疗水平的高低和社会文明的进步程度。但是，由于肿瘤大等原因，部分患者不能实现保留乳房的愿望。新辅助治疗可以在手术前尽量缩小肿瘤的体积，使保乳手术的成功率大大提高。

◆ **有望借新辅助治疗提高乳腺癌患者的生存率**

有实验证明，在新辅助化疗疗效好的病例（部分患者可以完全杀灭肿瘤），其生存率较高。因此追求新辅助治疗良好疗效可能有益于患者的生存。

乳腺癌新辅助化疗在局部晚期乳腺癌已应用多年，近年来在国际上越来越多地应用于早期乳腺癌的治疗。北京大学临床肿瘤学院暨北京肿瘤医院乳腺癌预防治疗中心在国内率先开展早期乳腺癌的新辅助化疗，目前已应用于近千例患者，收到较好疗效，也积累了丰富的临床经验。

67. 抗癌礼物 Taxol

Taxol及Taxotere是最常用的治疗转移性乳癌的紫杉醇类药物。

这两种药物分别在1992年及1996年经由美国食品药物监督管理局核准为抗癌新药，是上天所赐的抗癌礼物。

通常抗癌新药从早期研发到最后用在病人身上会耗时10年以上。最先包括体外癌细胞株和动物实验，再来用在临床人体试验。

临床试验还分三种：

◆ 第一期是研究药物的药理剂量、代谢安全，以及对人体的副作用。

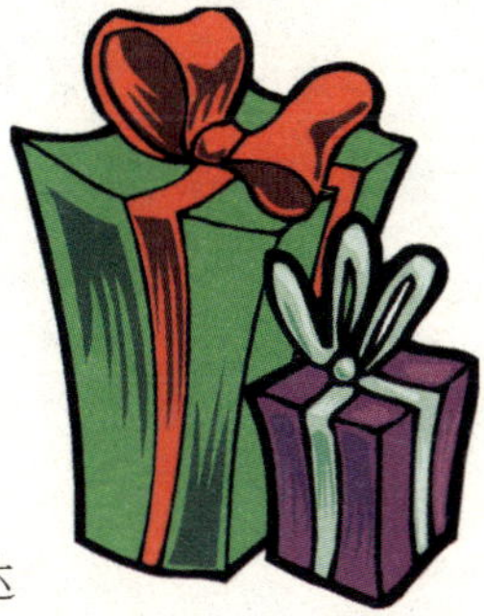

◆ 第二期是以研究疗效为重。

◆ 第三期则用分组比较方式确定新药是否比现有的药物有效。

经过上述三期证实疗效，然后才核准公开上市。

临床实验用 Taxol 治疗乳癌的反应率可达 30% ~ 40%，能有效地增加病人的存活率。但是有些患者会有过敏反应、血压降低及神经麻木的副作用。这些副作用会在数月后恢复正常，其他心脏方面的副作用也可慢慢自行痊愈；另外也可能有水肿现象，但不严重。

此两种新药也用于治疗卵巢癌及非小细胞型肺癌，也有很好的疗效。

68. 什么是 ER、PR，为什么要做此项检查？

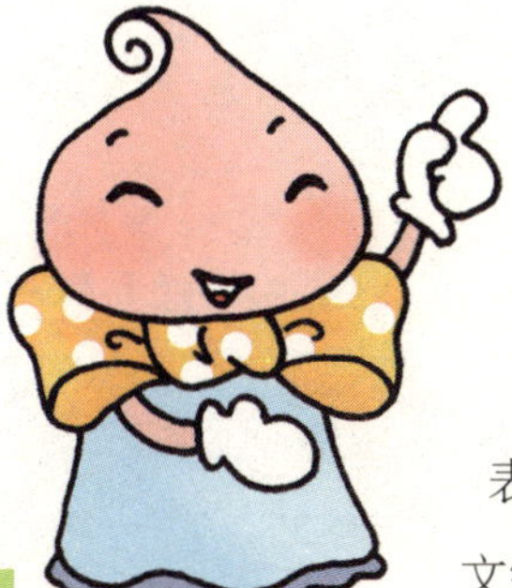

乳房是女性内分泌的靶器官，在女性性激素（包括雌激素和孕激素）的作用下，乳房完成发育到哺乳的过程。女性激素特别是雌激素在乳腺癌的发生过程中也可能发挥重要作用，而雌激素要想发挥作用需要细胞表面一种特殊的结构——受体。ER、PR 为英文缩写，分别代表雌激素受体和孕激素受体。检

测肿瘤细胞的 ER 和 PR，可以帮助判定该肿瘤是否对内分泌治疗敏感。ER和PR均为阳性的肿瘤对内分泌治疗的敏感性达70%；而 ER 和 PR 均为阴性的肿瘤对内分泌治疗的敏感性低于 10%。

69. 什么是乳腺癌的内分泌治疗？

乳腺癌内分泌治疗是通过应用针对体内内分泌激素的药物达到治疗目的的治疗手段。内分泌治疗的优势在于应用方便、副反应小，应用得当疗效甚至优于化疗。

乳腺癌内分泌治疗研究历经百余年的演变，目前已有多种可供选择的药物。他莫昔芬（TAM）是临床应用时间最长、疗效最为确定的内分泌治疗药物。美国早期乳腺癌研究与治疗组织报道，术后服用 TAM 5 年，使 10 年复发率、死亡率分别下降 47% 和 46%；对侧乳房第二乳腺原发癌降低47%。近年来，第三代芳香化酶抑制剂愈来愈受重视，与TAM相比，三种芳香化酶抑制剂（阿那曲唑、来曲唑、依西美坦）有明显生存优势，使TAM治疗的金标准地位受到挑战。但该类芳香化酶抑制剂由于作用机制与他莫昔芬不同，因此只能用于绝经期的妇女。

总之，乳腺癌内分泌治疗经历百余年的变迁，已成为治疗乳腺癌的独立手段。

70. 针灸、指压与气功

中国传统医学提倡阴阳和谐。无论是食疗、草药，还是针灸、指压按摩、气压、拔罐、艾灸都是在调节身体的整体功能，以达到阴阳平衡的效果。

世界卫生组织（WHO）认为约有四十种的病痛可用针灸来帮助治疗，近几年来，美国的医疗院所也引用针灸来治疗腰痛、背痛、偏头痛等症，美国国家卫生院（NIH）共识会议也发表有关针灸的大众声明，宣称针灸可减轻做化疗时的一些副作用。

针灸和草药可以减轻几乎所有放、化疗产生的副作用，如：反胃、脱发、疲劳和食欲不振。若两者一起使用可以使功效增加两三倍。还有些草药可以帮助免疫系统的重建及减轻忧郁和不安，但是哪几种草药确实对患者有功效仍然未成定局，针灸对乳癌患者有多大的效用也尚未被证实。

指压是用手指头及大拇指按压穴道来疏导气的一种治疗方式，可帮助疏解压力，并可帮助废物的排出。许多学者相信，针灸及指压都有减轻疼痛的作用，对乳癌患者功效如何则未定论。

气功也是用扶正固本的原理，练的时间要长，最大的要求是能放轻松，自然做气功，持续运动数小时，对身体有益，加上练功时不能胡思乱想，也对心理有极大帮助。

71．中医中药在乳腺癌治疗中的作用

（1）**整体观念**

中医对乳腺癌的治疗原则与其他肿瘤一样，坚持整体观念与重视生活质量是治疗的基本原则。在肿瘤的治疗中，中医的整体观念主要体现在以下几个方面：肿瘤病灶与机体全身状况的关系；情感变化对疾病的影响；身体内部平衡与自然环境的协调；患者的主观症状与感受。

整体调节是中医理论和辨证论治的核心，体现了以人为本的观念，这一治病观念在肿瘤的治疗中起着积极的作用。

（2）**不同治疗阶段，治疗目的不同**

在乳腺癌治疗的不同阶段，采用不同的治疗方法，发挥中西医结合，综合治疗的优势，将中、西医两种方法有效地结合，是在不同情况下采用不同的中医治疗的原则。例如手术后，需根据手术和患者的情况采用术后调理和术后辅助治疗等不同治疗原则；在放、化疗期间，应以减轻放化疗的毒副反应为主，即采用中医祛邪扶正的治疗原则；在放化疗的休息间期，应以提高患者的免疫和骨髓造血功能为主，即采用扶正固本的治疗原则；在系统治疗完成后，应坚持巩固治疗，由于这时肿瘤负荷已明显减少，提高患者自身的免疫力去战胜残存

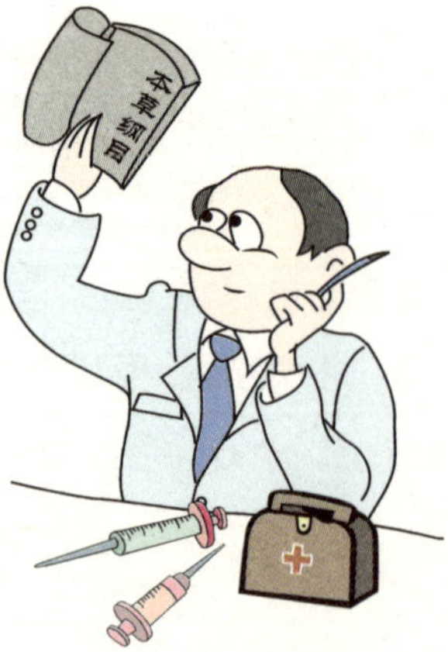

的亚临床病灶是有益而且可行的，即采用中医扶正抗癌的治疗原则；当肿瘤给患者造成的痛苦严重影响生活质量或造成生命威胁时，应尽快解除或减轻患者的痛苦，即“急则治标”的办法；当患者的体质较差，但还未失去治疗机会时，应通过中西医手段给予扶正，恢复体质后进行适合的化疗或其他治疗，即“缓则治本”的原则；当患者因体质、年龄或经过多次治疗等因素不适宜再化疗时，则采取以减轻痛苦，延长带瘤生存为主的治疗，即中医“标本兼治”的原则。中西医结合治疗肿瘤的目的，就是争取在有效控制肿瘤的前提下，充分利用祖国医学和现代医学知识，尽可能减少患者的痛苦，保护机体的正气，提高患者的生存质量，达到延长生存的目标。这一观点已得到中西医专家的共识。

（3）**辨证论治，个体化治疗**

由于肿瘤的异质性与个体差异。个体化治疗在肿瘤的治疗中显得尤为重要。

中医理论的核心是辨证论治，即根据病人主诉的症候群来判断病因进行鉴别诊断与治疗。如失眠，有肝旺、血虚、痰热等不同。腹泻有湿热、脾虚、阳虚等之分。根据兼证的不同，鉴别主证的病因，给予不同的方剂治疗。几千年来，中医仍具有很强的生命力，靠的是辨证论治取得疗效。中医的治疗特点与现代医学肿瘤的个体化治疗有共同之处，即重视病人的主诉，根据病人的具体情况进行治疗。

（4）**乳腺癌潮热症状的中药治疗**

约50%左右的乳腺癌患者属激素依赖性肿瘤，术后雌激素受体阳性者需要内分泌治疗，从而达到抑制乳腺癌细胞生长的目的。乳腺癌患者内分泌治疗后多会出现潮热、夜间苏醒等症状。由于内分泌治疗一般需要5年左右，伴随症状持续时间较长，严重影响了乳腺癌患者的生存质量。因此，控制潮热症状成为改善乳腺癌患者生活质量的研究热点之一，也是临床上较困难的治疗问题。目前尚无有效方法，故许多患者求助于中医治疗。一些中药也含有植物性雌激素活性，例如：人参、当归、枸杞子等。因此在选择中药的时候，应在辨证论治的同时结合乳腺癌内分泌治疗的特点，避免使用含有雌激素活性的中药，以免与内分泌药物作用矛盾，影响疗效。

72．恶心呕吐的十种自然控制法

做乳癌化疗时，大约有80%以上的患友会有恶心及呕吐的副作用，目前适当的止吐药能有良好的控制，但是反应的轻重也因药的种类、剂量或是患友的体质而异。

以下还有一些非药物控制的自然方法，能够帮助患友提高生活品质。

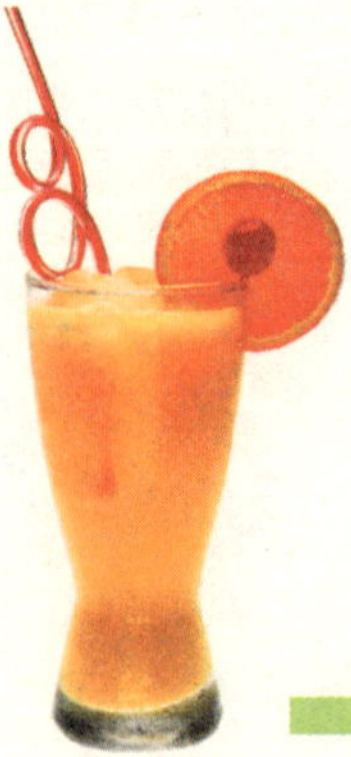

这十种方法很容易做得到，功效也大：

- 在化疗时期前后，多采取清淡的饮食，减少食用脂肪、油炸类的食物。
- 少量多餐，两餐之间多吃果汁及饮料。
- 避免同时摄取冷、热食物，否则易刺激呕吐。

- 多增加水分、水果及高纤维食物。
- 试着口含八仙果、蜜饯、甘草、姜片或润喉糖，以减少恶心的出现。
- 多做适当的体力运动，放松心情。
- 运用想像、音乐，松弛情绪。
- 尝试穴道按摩及腹部按摩。
- 避免接触二手烟及含酒精的饮料。
- 多接受家属及朋友的关怀。

73．乳腺癌治疗呼唤人性化

尽管乳腺癌发病率仍在上升，但在欧美等发达国家，死亡率却已经开始下降，这不仅是因为发现了更多的早期病例，更重要的是得益于治疗手段的不断进步。**现在乳腺癌的治疗手段有：手术治疗、放疗、化疗、内分泌治疗和新的生物治疗。**

手术和放疗是主要的局部治疗方法。手术切除是乳腺癌治疗最重要的手段，放疗是它的延续和补充，可以杀灭手术可能残留的癌细胞。目前保乳术后的常规放疗要做 25 次，在 5 周内完成。

鉴于乳房对女性的特殊意义，目前的治疗模式已经出现了根本改变。首先体现在手术范围的逐渐缩小，在做完保留乳房的区域切除后，可以让患者继续保持良好的形体，保证较高的生活质量；而随后的放疗则足以使保留的乳房得到较均匀充分的照射，消灭残留下来的肿瘤细胞，其作用与全乳切除效果相当。同时，在以往的乳腺癌手术中，腋窝淋巴结清扫是必不可少的，但现在研究认为，如果前哨淋巴结没有转移，就可以考虑不做。

不断研制成功的化疗新药，使得乳腺癌的疗效明显得到提高，如希罗达（Xelodo）等可以明显缓解复发转移乳腺癌患者的病情，副作用较少，可延长生存期，还可以减少早期乳腺癌术后复发转移的风险。乳腺癌内分泌治疗对于雌激素受体阳性的绝经后患者，疗效与化疗相当，而毒副反应较轻、较少，有利于长期治疗，因此在乳腺癌的治疗方法中占据着非常重要的地位。我们可以将化疗和内分泌治疗称为乳腺癌内科治疗的“左膀右臂”，在战胜癌症的漫长道路上，左右手可以交换，但步伐绝不能停。

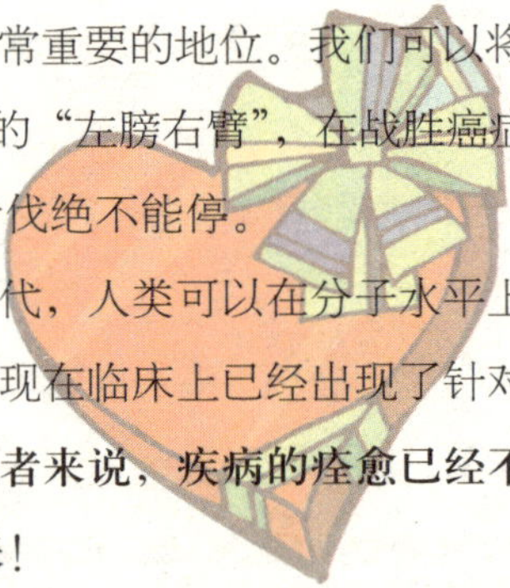

随着肿瘤研究进入分子时代，人类可以在分子水平上研究乳腺癌等恶性肿瘤的发生和发展，现在临床上已经出现了针对不同靶点的更多新型药物。**对乳腺癌患者来说，疾病的痊愈已经不是神话，他们必将迎来更加美好的未来！**

74．乳癌的再发诊治

虽然医疗水平日益发达，仍然约有一半的乳癌病人会再发，再发的部位以局部为最高，包括胸壁、腋下及锁骨上淋巴结；接下来再发的部位是肺、肝、骨骼及脑等。

研究显示，再发的发生率与下列的因素成正比关系，譬如：

- 肿瘤直径大于5厘米。
- 腋窝淋巴结转移。
- 淋巴管、血管受侵犯。
- 雌激素受体阴性。
- S期细胞比例高。
- Her2/Neu 与P53超量等。

主治医师必须与患者有充分的沟通，分析预后的可能性及症状。

以下简介追踪病情所需做的一些检查：

- 第一项是仔细询问病史及症状，可以早期发现再发的病灶。
- 第二项是血液生化检查：血常规检查可以帮助发现血液之异常，各种肿瘤标志物的检查可以帮助发现肿瘤的复发和转移，尤其肝脏转移的病人，此一检查的发现率非常高。
- 第三项是胸部X线检查：X线照相可以及时发现一些无症状的肋骨或是肺内的转移。
- 第四项是骨扫描：乳癌最容易转移的地方是骨骼，对有症状的病人而言，此检查有较佳的检出率，但对无症状者并不鼓励做此检查，因为敏感度不高。
- 至于乳房X线及超声检查更是不可疏忽的项目，因为如果一边得过乳癌，另一边得乳癌的几率也会增高，而且癌细胞发生在同边胸腔部位的机会也特别高。
- 其他项目，像有关肿瘤指标CEA及CA153还有待进一步的评估，因为敏感性及正确性乃因人而异。至于其他部位是否需要做电脑断层也视情况而定。

复发性乳癌的治疗方法也不尽相同，若肿瘤细胞雌激素受体阴性，可先采用化疗；若雌激素受体阳性，则可先用激素疗法，再接受化疗或放射治疗。

虽然每个患者再发的可能性不同，但若能在心情上尽量保持着希望、爱与信心，就能处之泰然，希望你是个幸运者！

75．乳癌研究进展

乳癌发生率还在增加，预防以及诊断治疗都有新研究、新进展，以下提供几项较引人注意的讯息。

◆ **赫赛汀（Herceptin）**

是目前很热门的乳癌治疗物。自从 Her2 证明与乳癌的预后有关，这个新药就颇受注目。它是一种抗体，直接对抗Her-2基因Neu的抗原。专家认为Her-2／Neu抗原增加就可能会增加癌细胞的繁殖，乳癌在短时间内的复发性也增高。这种新药的治疗结果很令人欣慰，发现可缩小肿瘤，同时也能增加病人的生存时间。Herceptin由静脉注射，每周注射一次，副作用有：恶心、呕吐、发烧或骨头疼痛。这药对 Her-2 ／ Neu 呈阳性反应的乳癌患者是福音。

◆ **计算机辅助诊断技术**

这是新的摄影技术，可以帮助影像医师更清楚的分析X线检查的结果，更能确定诊断的准确性，尤其对高危险性妇女更有效。

◆ **节约皮肤的乳腺切除术**

这个手术是在割除整个乳房的手术时保留了整个乳房的外皮。可有效地利用病人自己身上的组织做改造，不过只有早期病人适合做这一手术，同时肿瘤的位置不能靠近乳晕部位。

以上几项新技能带给妇女福音。

76. 乳癌医疗问答

以下列举了一些我们在接受患友，与患友沟通的过程中还会经常被问到的问题。我们把答案一一列出，希望对广大患友有所帮助。

1.

Q 乳癌手术时，在什么情况下才能保留乳房?

A 必须是零期或第一期的患者，没有多发性病灶，而且肿瘤距离乳晕4厘米以上，才能考虑在手术时保留乳房。当然，如果您是第二期乳癌，但经过术前化疗，使肿瘤逐渐缩小，降期为一期时，也可施行保乳手术。

2.

Q 放射线治疗对身体有没有不好的影响?

A 如果放射线的剂量太高，对人体当然不好；不过在为病人做医学检查时，例如，骨扫描或胸部X线，所使用的放射线剂量非常低，在几个小时内就会从身体内消失，因此不用担心对身体有不良的影响。

3.

Q 放射线治疗有哪些副作用？是否需要补充高蛋白质的食物？

A 放射线治疗偶尔会影响肺部，但通常在放疗结束后，会逐渐恢复。如果食欲正常，能有均衡的饮食，并不需要补充特别的高蛋白质食物。

4.

Q 手术后为何有人接受内分泌治疗，有的人则不必？

A 治疗早期（第一期）乳癌患者，一般只需接受局部切除或放疗，第二期以上的病人需要做全身性治疗，如化疗或内分泌治疗。如果复发的病人尚未停经，可以考虑切除卵巢，达到内分泌治疗的效应；若已停经，可以使用抗雌激素药物，对抗复发的癌细胞。不过每位病人的情况不一定相同，还是要由医师来做最好的判断和治疗。

5.

Q 乳癌病人在哪些情况下，才需要作化疗？

A 如肿瘤直径小于2厘米，没有淋巴结转移，手术后不需任何化疗措施，可只做保乳及放疗，定期追踪检查。如果肿瘤直径大于2厘米，或已有淋巴结转移现象（第Ⅱ期以上之患者），就应该接受化疗。

6.

Q 化疗时，在饮食方面应该注意些什么？

A 在化疗期间，均衡的饮食非常重要，五大类食物（主食类、鱼肉豆蛋奶类、脂肪类、蔬菜类与水果类）都应摄取，不可偏食。如果胃口实在太差，什么都吃不下，则可补充一些综合营养品，但脂肪的摄取应该适量，不可过高，以免体重过度增加。

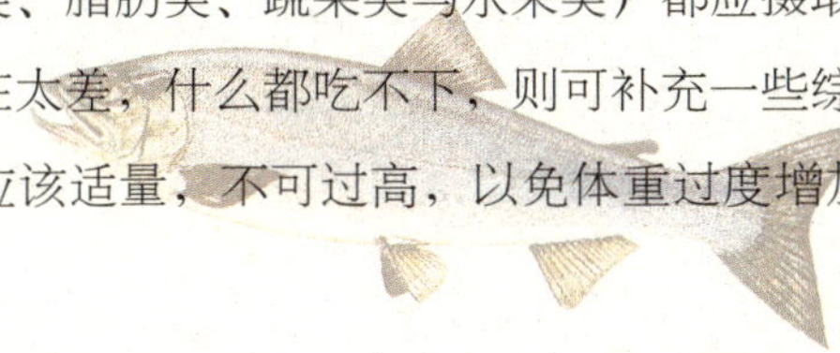

7.

Q 在化疗期间，胃口不好，没有食欲，是不是应该特别注意进补？

A 胃口不佳是化疗药物的一种副作用，通常在注射后的一、两天内会没有食欲，但这种不舒服的感觉会慢慢减轻。在饮食方面，均衡的营养最重要，鱼、肉、蛋、奶、谷类都应该加以摄取，并不需要特别进补。化疗期间，因为白细胞数目降低，抵抗力较差，因此一定要注意饮食营养和其他方面的保健。

8.

Q 在化疗期间，经期很乱，而且不顺，会不会有别的问题？

A 化疗是全身性的药物治疗，会产生压抑卵巢功能的副作用，因此经期可能不规则或月经不顺。年轻的病人在化学治疗结束后会恢复正常，而接近停经期的妇女则月经可能就此停止，这是化学治疗的结果。

9.

Q 经化学治疗后，月经时有时无，该如何是好？身体长期酸痛是否与乳癌有关？如果有的话，该如何医治？

A 愈靠近停经期的乳癌病人，经化疗后，月经较不易恢复。如果年龄较轻，如二三十岁，则一两年之后有可能恢复月经。至于身体特定位置的酸痛，应注意是否发生癌细胞转移，但一般门诊所遇到的腰酸背痛的症状，通常都与癌症转移无关。

10.

Q 化疗半年后停经，至今已有 1 年了，是否与化疗有关？

A 化学治疗有抑制卵巢功能的作用，如果病友年龄较大，化疗后月经可能不会来。

11.

Q 乳癌患者经过化疗后，是否仍能怀孕生育？

A 化学治疗会产生压抑卵巢功能的副作用，治疗结束后卵巢功能的恢复，与病人的年龄及用药的剂量有关。如果剂量较重，则需要较长的时间才能恢复。年轻的病人在卵巢功能恢复后，仍然具有生育能力，乳癌患者是依然可以怀孕的。

12.

Q 接受化学药物治疗的手臂在举起时会疼痛，可能是什么原因？

A 基本上，手臂疼痛与化学治疗并无直接的关系，可能是注射时对静脉血管造成刺激。

13.

Q 白细胞要多少才可以进行化学治疗？

A 白细胞要 4000 以上才适宜做化疗，少于 3000 时则不适合。

打完化疗针后容易疲累，可能与白细胞太低或体质因素有关。

14.

Q 化学治疗打针时，如果发生药液外泄，应该如何处理？

A 以注射方式进行化疗，都是由有经验的医护人员负责，一般不会发生药液外泄的情况；如果万一发生了，务必要找医师处理。

15.

Q 为什么有的病人要接受化疗？有的要接受放疗？

A 化疗是全面性的治疗方法，如果怀疑癌细胞有转移的可能，最好采用化疗。如果是外科手术切除不到的地方，则需要采用局部性的放疗。

16.

Q 开刀至今已半年，伤口会痛痒，有没有关系？

A 手术后的伤口大约须经过半年左右才可完全复原，有些则需要更长的时间；如有必要，可在检查时告诉医师。

17.

Q 手术后为什么伤口会抽痛、会麻？

A 人体的构造一旦经过手术切除部分组织后，会破坏组织正常的反应，特别是神经末梢被切断后，肌肉组织仍然会活，但是神经的末梢远端却失去了感觉，会有麻或痛的现象，或者切除时造成神经组织的增生，也会产生异样的感觉。

18.

Q 手术后手臂肌肉肿胀疼痛，应如何处理？

A 可使用热敷、温水浸泡及适度运动减轻肿胀疼痛，并避免提重物，休息时抬高患侧手臂，都会有帮助的。更需注意预防局部淋巴管炎，即俗称的“流火”。一旦发生，必须给足量的抗菌素治疗，务必治愈。否则极易复发，以致手臂越发肿胀。

19.

Q 手术后伤口红肿、发热，偶尔会有刺痛的感觉，这是什么原因？

A 手术时免不了会有肌肉和血管受到破坏，身体组织在复原的过程中，内、外部伤口的愈合，以及许多新血管的产生，都可能造成发热与刺痛的感觉，不过时间久些，这些症状也会减轻。

20.

Q 乳癌经手术治疗后，是否不能用同一边的手臂来量血压、抽血或静脉注射？

A 虽然每个病人的情况不一定相同，但是手术后患侧手臂的循环功能难免较弱，因此应尽量避免在患侧抽血、打针或量血压，避免再度受到伤害。还有一种情况是患侧的循环系统可能较差，所量得的血压不一定准确。

21.

Q 乳癌病人是否需要补充特殊的营养品，例如灵芝、人参、鱼油？

A 在西医来说，维持正常均衡的营养与饮食习惯是最重要的，并没有必要再增加什么特殊的营养补品。

22.

Q 生病手术后，亲友提供许多健康食品，如：黑豆、醋豆、芝麻、芽菜等，对身体有没有帮助？

A 民间的确流行许多健康食品，其实只要是天然食物，如：芽菜、芝麻和豆类，都算一般食物，重要的是不偏食、营养均衡、注意饮食卫生，对身体自然有帮助。这些食物对于“治疗”乳癌，倒是没有直接的效果。

23.

Q 癌症病患的饮食有限制吗？

A 中医有限制，西医则无，只要多吃蛋白质含量高的食物，营养充足，有利身体代谢功能，即可调节放疗或化疗的伤害。

24.

Q 乳癌术后追踪，多久的时间需要做一次定期检查，检查哪些项目？

A 乳癌再发中有大约80%集中在术后的前3年，因此乳癌患者手术治疗后的前3年，一年最少要做一次定期检查；而第Ⅱ、Ⅲ期乳癌的复发几率较高，每半年做一次定期检查比较保险。定期检查的项目包括用手触诊患处与对侧乳房，另外也要进行乳房X线摄影与超声检查，若担心其他部位的转移，可以使用 X 线检查肺部状况，用同位素做骨骼扫描，肝脏部分只要用超声检查，就能清楚地看到是否有转移的现象。

25.

Q 癌细胞有没有转移至骨骼，怎么样才能知道呢？

A 定期回医院检查，医师会视需要要求病人做全身骨骼扫描，自然可以知道是否有转移问题。怕的是病人不按时回医院检查，在骨折时才发现癌细胞转移至骨骼，延误了最佳的治疗时机，所以定期检查是非常重要的。

26.

Q 开刀后失去乳房，对心理造成伤害，请问是否还可以与先生享受鱼水之欢？

A 切除乳房是可能对女性的心理造成伤害，因此应该有适当的心理调适，先生要更加体谅爱护太太，夫妻的感情好，对女性失去乳房后的心理一定会有很大的帮助。此外，切除乳房对夫妻性生活是没有影响的，请各位病友了解这一点，不要担心。

27.

Q 为什么有些乳癌患者需要接受卵巢切除手术？

A 卵巢是女性维持体内内分泌平衡的重要器官，乳房的疾病（包括乳癌）多半与女性激素有关，所以一些晚期乳癌的停经前患者，可能需要切除卵巢。

9 乳癌术后的康复

李明瑱： 斯坦福大学及加州大学旧金山医学院流行病学教授。从事各种种族的癌症与营养的关系的研究多年。

唐丽丽： 北京大学临床肿瘤学院康复科副研究员，专长于肿瘤心理与康复治疗。

王慧琳： 北京大学医学部护理学院本科，北京师范大学心理学院临床心理学硕士研究生，主要从事乳腺癌患者生活质量的研究。

77. 面对乳癌的情绪管理

康复过程是一条漫长的道路，在这条道路上跋涉需要一张地图，来有效地掌握生活，用信念、希望、爱、欢笑、放松来应对身心厄运的挑战。

得病后不管是在治疗期间或是复原时期，都会有情绪的变化；这一段抗癌的路不好走，但不要觉得孤单。

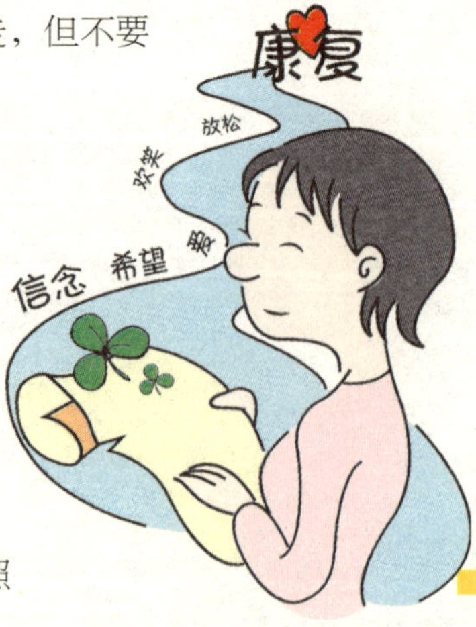

人生每走一些路总是难免会遭受到挫折，但一切的困难都有解决的办法。最重要的是要由内在的调适与外在的支持，得到心理情绪的适应：

◆ **多爱自己**

将自己的需求摆在第一位，要将照

顾家中三餐或照顾小孩老人的重担放下，多爱自己，买些花送给自己，找机会休息以养精蓄锐，可以学习打坐冥想，做太极气功。

◆ **松弛减压**

用肌肉松弛这个深呼吸方式，以轻松的姿态坐着或躺着，保持脑子一片空白。梦想是在海边或是深山，深呼吸念一到十五，再慢慢吐气，再念一到十五。接着，由手掌先握紧后再慢慢放松，再由脚、腹部、胸部乃至全身让肌肉先紧缩再放松，每天练习十五分钟，如此持续自然可以缓解压力。

◆ **求救他人**

在痛苦无助时需要获得外援，求助于他人，可以找朋友帮忙送点餐食做跑腿之劳。若心情无法平静也可以参加病友团体，分享别人的经验，或者寄托宗教信仰，作精神上的支柱。

◆ **整体照顾**

忧郁及焦虑是恐惧的情绪反应，有时会失眠：心跳加快、血压增高或是肌肉绷紧，但这些现象通常是短暂的；有时也会心情低落、流泪、胃口不好，对日常活动兴趣全无，注意力不能集中或者减退等等，假若这些情况持续超过两三星期，就需要由专业人员辅导，再加上家人、朋友的支持及鼓励，相信这种整体的关心照顾，会把负面的情绪加以舒解，重新拾回平衡的生活，找些休闲活动，看看旧照片、听听老歌、看看老电影、参观风土人情，去公园散步接近大自然，舒畅身心，达到能够控制并缓和情绪的功效。

78. 如何应对癌症复发的恐惧？

担心癌症复发是正常的，尤其是治疗后的第一年内。这是人们治疗后最常见的恐惧之一。即使过了很多年，这种担忧也会存在。一些人的担忧很强烈，以至于她们不能享受生活，吃不香、睡不着，甚至不敢去看医生。一个病人这样说："如果我的癌症复发了，我可怎么办啊？我从没想过一次治疗就能把我治愈。"并不是每个癌症生存者都有这样的反应。有人这样说："**癌症是我生活的一部分，我们总有希望。**"

随着时间的推移，许多生存者反应他们对癌症复发的恐惧减轻了，他们发现自己对疾病想得少了。但是，即使治疗后很多年，有些事情仍然可以使你变得对自己的身体很担心。比如，随诊、每年特殊的日子（像你被诊断的那天、做手术的日子、结束治疗的那天）、生日、家人生病、出现与患病时相似的症状及其他癌症病人的去世等。

如何应对癌症复发的担忧？

◆ **收集多方面信息**

病人应了解自己所患的疾病，知道自己现在怎样做对康复有利，发现现在你能利用的资源。有研究显示，那些对自身疾病和治疗了解更多的人更有可能遵循治疗计划，康复得更快。

◆ **表达出自己担忧、愤怒、悲伤的感受**

坦率地表达、对待自己的感受让很多人的担忧都减轻了。人们发现当他们表达出愤怒或悲伤这种强烈的感受时，这些感受更有可能消失。有些人向家人朋友倾诉，有的则求助于咨询师。当然如果病人不愿和别人谈论自身疾病，可以不表达出来。可以通过思考和把自己的感受写下来，来整理自己的感受。虽然不让癌症来左右生活很重要，但做到这一点不容易。寻找一种方式来表达你的感受会有所帮助。

◆ **努力保持积极的心态**

在感觉糟糕的时候去思考好的方面，或者心里充满希望而不是作最坏的打算。把精力集中在现在为了保持健康所能够做的事情上。有的人认为自己做了什么事情或没做什么而患了癌症，这是不正确的。记住，**任何人都有可能患癌症**。不必总是保持乐观，很多人有时会向自己的情绪妥协。就像一位病人所说的：“我感觉不好的时候，我就告诉我的家人我今天情绪很糟糕。我取消所有的活动，回到卧室爬到床上去。”

◆ **学会放松**

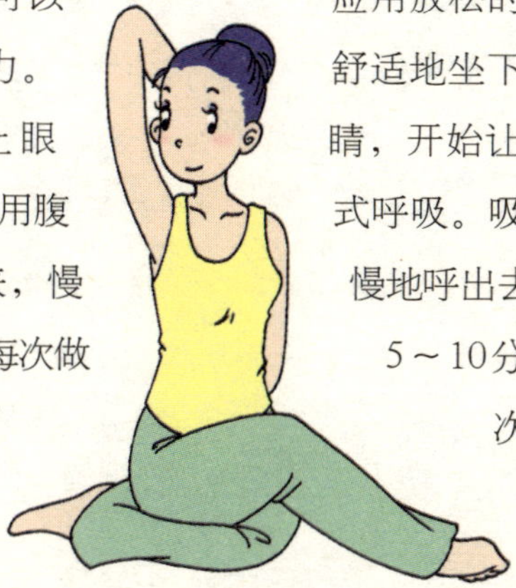

在焦虑的时候可以应用放松的技巧，这可以帮助缓解焦虑和压力。舒适地坐下或躺下，尽可能让背挺直。闭上眼睛，开始让鼻子缓慢而均匀地呼吸，尽可能地用腹式呼吸。吸—呼—吸—呼—，或深深地吸进来，慢慢地呼出去；深深地吸进来，慢慢地呼出去。每次做5～10分钟持续缓慢的深呼吸，一天做两次。虽然呼吸锻炼能很快学会，而且立即就能体验到它带来的好处，但它更深远的意义可能要经过几个月持之以恒的锻炼之后，才能真正理解。

◆ **不要沉浸在自己的世界里**

走出家门找些事情做，可以帮助病人从癌症及其带来的担忧中解脱出来。积极参加您所在地区的癌症康复会，各病友间互诉衷肠，交流经验，参加各种有益身心的活动，将有助您的康复。

◆ **掌握自己的生活**

有的病人觉得自己的生活如果过得井井有条，就不会感到很担忧、恐惧。积极参与到康复中、改变某些生活方式都是可以掌握的。即使是给自己制定一个日程表也会给你更多的力量。虽然没有人可以控制自己的每一个想法，但可以不让想法总是集中在恐惧的事情上。

79. 乳癌术后的健康饮食

抗癌病人需要保持良好的营养，可避免身体虚弱，修补已经受过伤的组织（化疗或放疗后）以增加身体免疫功能。

乳癌患友最常发生的营养不良情形是因为食欲不振、吸收不良，或是因为嗅觉及味觉的改变，而对某些食物引起厌恶，吃不下东西，导致体重下降、身体衰弱、免疫力减低。正确的营养知识可以帮助乳癌患友改善生活，以下所列出的九项饮食计划最好是病发一开始就进行，以免体重下降，很难再回复正常。

◆ 每月菜单提早安排，包括多种食物，以均衡的五大类为原则，包括蛋类、鱼肉豆类、五谷、蔬菜及水果；减少含脂肪性的食物，多增加高纤维食品。

- 少量多餐，每餐不要吃太饱。
- 多补充流质食物，多喝菜汤、白开水。
- 每天至少吃3～5种蔬菜及2～4种水果，尤其是深绿色及橘黄色含高胡萝卜素及维生素C类的蔬果，像绿叶菜、芥菜、青江菜、大白菜、小白菜、胡萝卜、红心番薯、南瓜、木瓜、柳丁、橘子、葡萄柚、文旦、番石榴等。

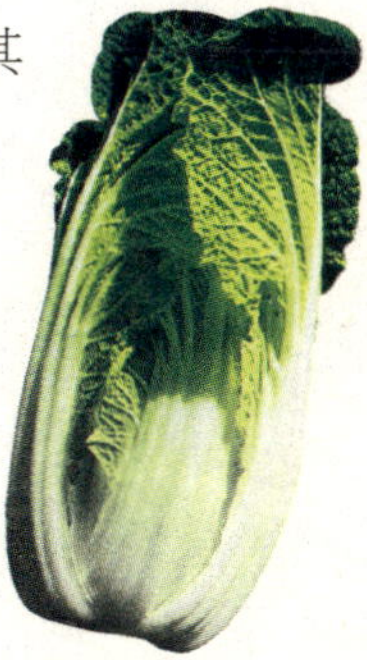

- 味觉丧失时，注意色香味俱全，以增加食欲。
- 用餐前1小时做些轻度的运动来增加食欲。
- 用餐时，尽量保持心情轻松愉快。
- 其他可能含有抗癌物质的食品也可多食用，如：绿茶、香菇、白木耳、麦苗草、大蒜、人参及黄耆等。
- 尽量避免发霉、碳烤、腌、熏的食物。

80. 乳腺癌手术后怎样面对身体的改变？

女性的身体是不断变化着的。有的变化在一生中只经历一次，而有的则是有规律的按月循环着。一些变化是细微和难以察觉的，而另一些则十分明显。女性身体所经历的最显著的自然变化有青春期、怀孕，当然还有衰老。这些自然变化的共同之处是它们的发生都是一个循序渐进的过程，就好像自然在给我们时间来进行所需的调整。

当一名妇女被诊断患有乳腺癌的时候，她可能不得不选择一个改变身体的手术来保全自己的生命。这种变化是非自然的，而且十分突然，它使患者很少有时间或者根本没有时间进行调整。失去一侧或双侧的乳房会给女性的自尊带来沉重的打击，女性这种外形上的改变必定会令她们感到自我羞愧、尴尬和不安。

那如何应对因手术后的身体改变所引起的消极感受呢？

◆ **审视信念**

信念的力量非常强大，消极的信念能使人沉浸在消极的感受中不能自拔。试着创造一个能够每天重复多次的简单口号，如“我每天都会更好”，这就可能打开一扇通向康复的大门。

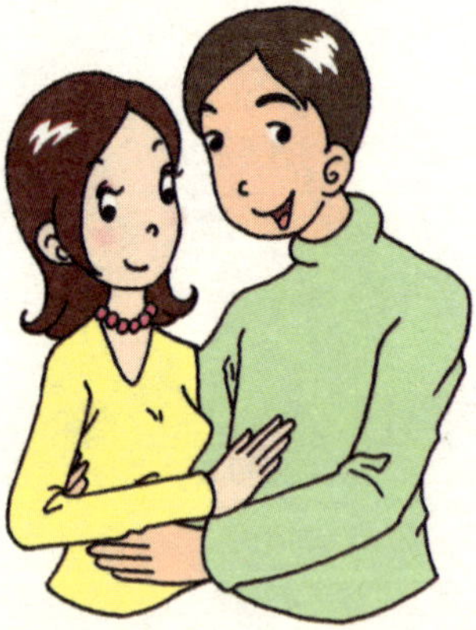

◆ **制定自己的标准**

在患乳腺癌以前，大多数女性总是用自己的或媒体的标准来测量自己。那些标准是极其苛刻和不公平的，因为它使病人对自己的感觉十分糟糕。给自己制定一个新的标准吧！不管你的乳房状况如何，这个标准都能让你重新看到自己的美丽和女性的气质。

◆ **寻找榜样**

很多女性在接受了乳腺癌手术之后完成了必需的工作，并在今天拥有非常积极的形象。找寻她们，并从她们的经历中得到益处，看她们是如何达到你想要达到的状态的。

◆ **尝试支持小组**

只身面对这些困难可能会感到孤单。一个运作良好的癌症康复会的支持小组可能是一个极好的去处，在那里你可以表达自己的感受，和那些有着同样问题的女性在一起，获得很多鼓励并分享经验。

◆ **给自己的身体写信**

可以每天或每周写一封信。起初，你的信里可能充斥着悲伤、气愤、怨恨和很多其他的感受。随着时间的流逝，信的内容会逐渐发生变化。当你开始在信中描述同情时，你便开始踏上通往康复的道路。当你能够在信中表达接纳甚至感激时，你的任务就完成了。保留这些信件，这样你就能回首过去，看看你已经前进了多远。

◆ **循序渐进，切忌急躁**

康复是一个渐进的过程。不要给自己施加任何的压力，要求自己迅速地回到以前的生活。要善于发现自己小小的进步，每周把它记录下来，这样可以欣慰地发现自己在不断地好转。温柔地对待自己，给自己充足的时间来适应疾病和手术带来的影响。

◆ **寻求家庭的支持**

和家人一起坐下来聊聊天、谈谈心，还可以做些看似简单的小游戏。比如“优点轰炸”，每个人在纸上写下每一位家庭成员的优点，写的格式是“xx，我爱你/我喜欢你，因为……”，内容要具体、真诚，尽量把对方的优

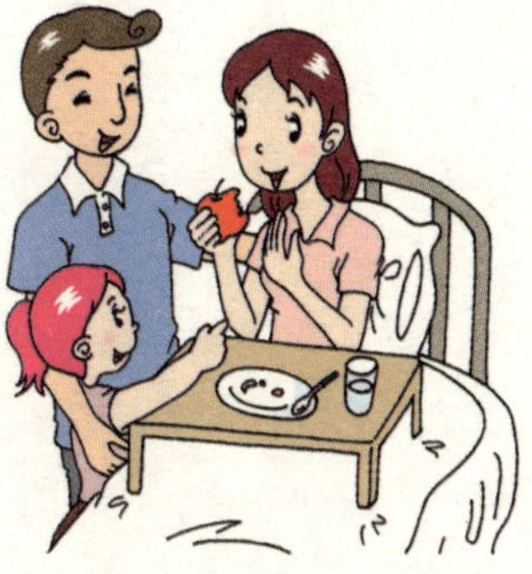

点写出，帮助对方更了解自己的优点。还有“我能 · 我不能”游戏，请每个人在纸上写下至少三个“我不能……，但是我……”。如“我不能做剧烈的体育活动，但是我歌唱得很好”。如果你能更好地理解人是不可能十全十美的，缺陷也是一种美，那么游戏就达到了目的。

81. 如何应对性生活的改变?

癌症治疗的病人可能会改变性生活，许多人都是这样。大约一半以上的乳腺癌和生殖系统癌症的女性，都报告有长期的性生活方面的问题。许多患者没有对性生活的改变做好准备。癌症治疗后的性方面的问题可能是由于手术、化疗、放疗、止痛药等带来身体的改变而导致的。有时这些问题是由于抑郁、患病后的负罪感、手术后体象的改变以及夫妻之间的压力造成的。

可能会出现什么方面的问题?

◆ 性趣丧失：一些患者一直与手术后自己的体象过不去，甚至感到其伴侣看到她没穿衣服都很有压力。有些人被疼痛和疲乏困扰，根本就没考虑过性的问题。化疗和其他治疗也会降低对性生活的兴趣。

◆ 不能像以前一样过性生活：有些治疗可以导致性器官的改变，从而影响性生活。

◆ 出现绝经症状：月经周期不准、潮热，阴道干燥紧缩等问题

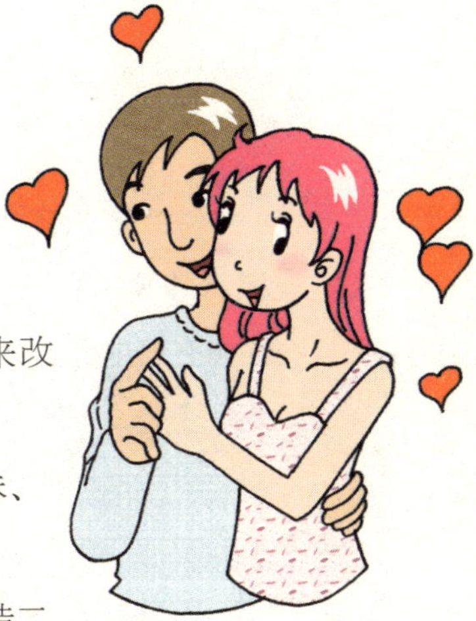

影响了她们性生活的愿望。

保持性生活是回复到正常生活的一种方式，继续享受性生活可以改善患者的情绪，促进夫妻间的沟通，对身心康复都是有益的。虽然疾病会给性生活带来改变，但也是有应对方法的，例如：

- 创造氛围：包括灯光、音乐、气味、浪漫的晚餐。
- 创造“约会”：如果可能的话，创造二人世界。
- 互相接触：即使不能像以前一样过性生活，也可以接吻、拥抱等。
- 借助辅助用品：绝经症状可以带来阴道的干燥和紧缩。可以在房事时使用阴道润滑剂或事前使用阴道扩张器。
- 练习下体运动：在小便的时候通过控制肌肉憋住尿再放松，如此反复。平常在站、坐、走的时候都可以练习。类似的也可以做提肛运动。
- 房事时，可以寻找一个夫妻双方都舒适的姿势。如果需要的话，向对方要求更多的爱抚以放松，做好准备。可穿宽松的睡衣来遮盖疤痕。

82. 如何预防患肢淋巴水肿？

接受过放疗或腋窝淋巴结清扫，患侧上肢水肿的可能性就比较高。**淋巴水肿关键在预防，可以借助促进上肢循环的仪器预防，更重要的是在日常生活中要多加关注。**

- 观察上肢有无肿胀或感染的迹象（红、肿、热、痛）。
- 避免患侧上肢受外伤、蚊虫叮咬或阳光曝晒。避免利用患侧上肢采血、打针、输液。
- 饮食结构平衡，使用富含蛋白质的食物（如鱼类），不要吃太咸的食物。
- 袖子比较宽松，不紧绷。
- 患侧上肢不要接触过冷或过热的东西，如试洗澡水的温度，从冰箱里拿冷冻食物等。
- 患侧上肢不能长时间下垂、受压，保持在胸以上的高度以利于淋巴液回流。
- 不要用力甩动上肢，包括舞蹈、气功中的甩手动作。
- 保持皮肤清洁，控制体重。

83. 穿戴特殊胸罩或乳房重建手术

不论穿戴为乳癌患者量身订作的特殊胸罩或经由重建改造乳房外形，都可以让你把面临乳癌不安的心情暂时置于脑后，让你的

生活变得轻松。

做了乳房切除手术后，一个要面临的问题是如何重建乳房的外形？假若你选择不做改造手术，你可以考虑选购穿戴特殊胸罩。这种胸罩通常可以在医疗专用品店买到，或者在专卖女士内衣的店订制。若这种胸罩对你不适合，你可以选择装填物来填塞你平常使用的胸罩。我们妇女爱美的天性，总不希望外观上有缺陷吧！不过戴这种胸罩下水游泳时，会有小问题，它不会固定在原处，偶尔会浮出身体而令你感到困窘。

另一种重建乳房外形是做改造手术。依我曾做过的统计资料发现，在美国华人患乳癌的妇女选择做乳房重建手术的比例是白人比例的一半，也许白人比华人更重视外观，爱美的天性更大！

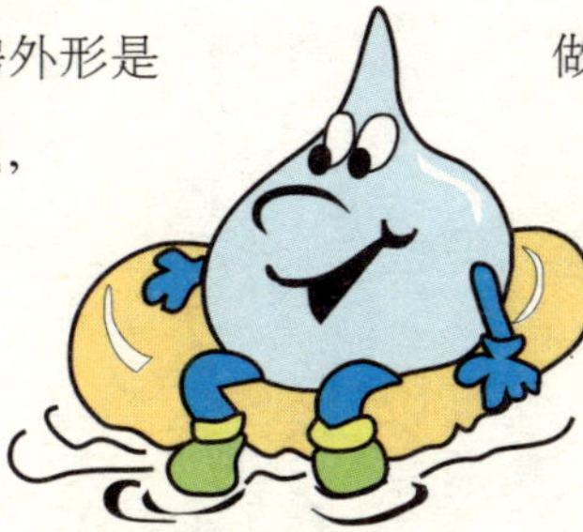

这个乳房重建的手术必须由整型外科医师完成，虽然做好后，看起来像真的一样，但却有不同的知觉。做过的患者都说这个手术效果真灵，可以把天天面临乳癌不安的心情置于脑后，使生活较轻松。

改造的手术大致可分两大类，一种是利用人工的物质；另一种是利用自己身体某部位的肌肉组织。人工的方法大都是植入硅或盐水到乳房胸肌之后方，因为硅移植方法医界尚有争论，盐水移植成了较热门的选择。盐水移植手术相当安全，只需住院一两天。另一种则是利用自己本身组织移植到乳房的手术，目前较受偏爱，因为它让人感觉比较自然，况且还可以改变尺寸大小。此手术大部分是利用腹部或是背部的肌肉，费时较久，需住院3～5天。

84. 积极参与康复活动

被诊断为癌症之后，病人可能把某些事情放到一边不去理会了，如对家庭的关心、工作、经济情况等。治疗结束后，这些问题就会重新出现在面前，使自己感到很累或觉得有太多的事情需要处理，从而给自己背上沉重的思想包袱。虽然尚未证实压力可以导致癌症，但压力可以带来很多健康问题。需要学会一些方法来减轻和控制压力。

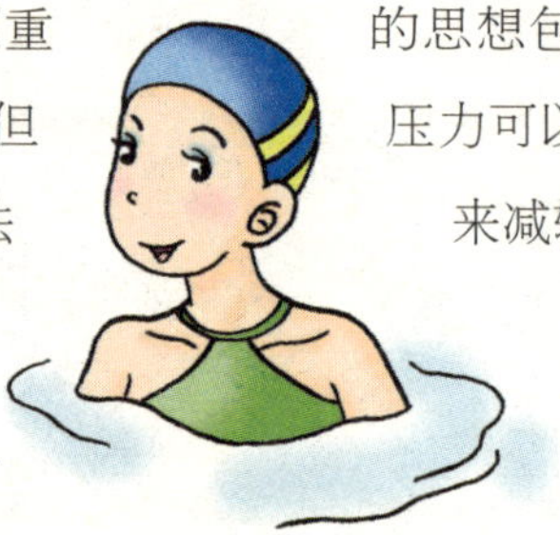

◆ **锻炼**

不管是否患了癌症，锻炼是一种减轻压力和紧张的方式。就像一位患者所说，“当我感到情绪有些低落的时候，我在清新的空气中走上四五十分钟，我就感觉好多了，好像可以接纳所有的东西。”在制定锻炼计划之前与医生沟通一下，以确定自己没有超过锻炼的限度。如果你不能走动的话，可以寻求其他方式，如物理治疗和被动锻炼。

◆ **跳舞或其他排练**

人们可以通过表演或舞蹈动作将自己对癌症的感受表达出来。

◆ **分享经历**

通过讲述自己带瘤生存的经历、倾听他人的故事，来学会解决问题、树立希望、调整自己关注的问题、发现生活的意义。也可以通过参加支持性的团体咨询来获得更多的信息。

◆ **音乐和艺术**

即使是以前从不唱歌、画画的人也会发现这些活动很有趣、很有帮助。

85. 半全成好事

英文中，“half”的意思为“一半”。巧的是“half”又是hope、action、love 和 faith 四个单词的首字母缩写组合（半全成好事）。这四个座右铭可以帮助乳癌患友改变人生观。

◆ **hope 是希望的意思**

是对自己抗癌要抱有希望痊愈的信心，希望是生命的泉源，有了希望，日子才有意义、有转机。我们了解生命的风风雨雨，假若能坦然接受、沉着应对、疼惜自己，就会找到平静的生活。

◆ **action 是主动的意思**

主动寻求生活的乐趣，采取积极乐观的态度，打坐、冥想。并且增加咨讯的圈子，定期与癌友们相会，交换心得，互相打气分享经验，这样长期抗战，一定会打胜战的。

◆ **love 是情爱的意思**

不管是父母、子女情深，或是夫妻相惜，都要珍惜相处的时间，有生之年，共悲共乐。另外是把自己的爱心传给别人，多从事公益活动，自己就不觉得孤单，有同心小组跟你一起奋斗前进。

◆ **faith 是信仰的意思**

要仔细照顾自己的心灵，不论是痛苦、哀伤、失落，都要有个心灵的寄托；宗教也好、宇宙大地圣灵也好，都可托付心中的负担，帮助自己活出自我。找出精神寄托，经常一家人一起祷告或是自己沉思，都会大有帮助。

另外，我再加上打胜战的四要诀：**适度治疗、适当运动、均衡饮食、放松心情**。

相信癌友们会站起来，不陷入孤立绝望的困境，摆脱恐惧哀伤，与癌共存、与癌共舞，并能延年益寿、享受人生。

86．精神上的帮助

◆ **祈祷**

几世纪以来，信仰各种不同宗教的人都相信祈祷的力量，并且有些也确实发挥了神奇的功效。许多患者都会为自己的复原而祈祷，相信这种特殊的力量可以促进康复（不管这力量是来自上帝，或是医师，还是你自己的意志），可以帮助你改善生活品质。请求其他人为你祈祷也可以增进你自己的信心及康复。

近来，许多医学对有关于祈祷的功效进行研究，发现祈祷确实具有特殊的能力，我们不妨多祈祷吧！

◆ **沉思与冥想**

沉思在历史上亦被许多宗教所使用，例如：佛教、天主教等。沉思有各种不同的方式，最普遍用来促进痊愈的，即是人们最舒适的姿态：坐着，双眼紧闭，精神集中在吸气及呼气，口中念着特定的字句。

这种沉思是一种放松的反应，其作用是减轻或甚至于停止脑海中担忧的事。在生理上它还可以降低脉搏、血压、呼吸频率、氧气的摄取和整个新陈代谢。这些生理上的反应会带来压力的释放。

大部分沉思的方式会与冥想来联合使用。它最基本的用途，是认为人可以在脑海中创造出有关于人们想要得到的东西的强烈影像，并且肯定自己即将会得到它，认为什么事情都可能发生。乳癌患者常被建议想像用白细胞集中去打仗，把癌细胞消灭。研究证明，沉思及心理想像联合使用，可以减低疼痛和治疗癌症所造成的一些副作用，使白细胞数增加，所以有个最新的名词叫心理神经免疫（Psycho Neuro Immunology，PNI），是新的研究领域。

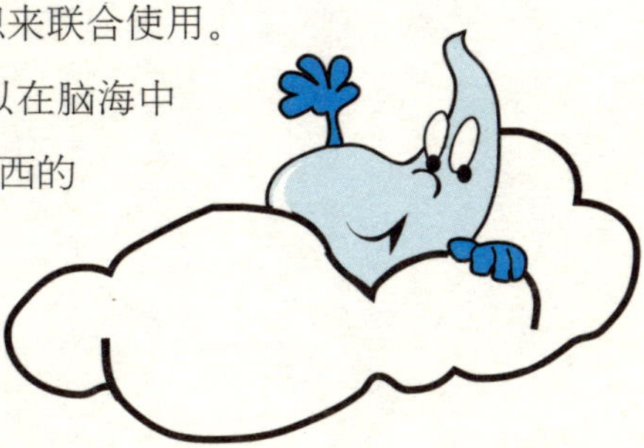

◆ **笑声**

笑声，是最好的药物。在医学上这是有根据的；因为笑可以刺激大脑 endophine 的分泌，而此种化学物质具有像麻醉剂的功效。患友们可以让自己不要去想有关于癌症的事，而去想一些轻松、幽默、有趣的事，这样会在情感上有所帮助，也能将愉快的心情感染身旁的亲友们。

◆ **灵魂的痊愈**

灵魂痊愈，此种方式几乎没有被任何科学家们研究过，但有一位加拿大的医师却认为此种方式真的给疾病带来正面影响，可以帮助保持健康及提供痊愈的力量。

传说紫水晶可以治愈各种疾病，月长石可以对妇女疾病有效力，虎眼石对各种癌症可能特别有效。最主要的还是自己对哪种宝石有亲和感，有些患者会带着他们喜爱的宝石去做放射性治疗、化学治疗，因为这些宝石可以使他们感到平静，既然没有坏处，不妨一试。

87. 与乳癌共存

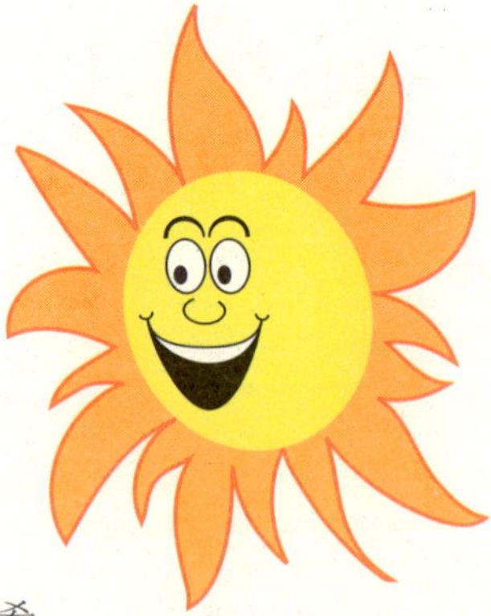

一旦得病，就是一种长期的抗战，在治疗后进入等待的阶段，患者的情绪仍会受影响，但我们要勇敢地面对这残酷的现实，去接受它，与它共存。

我们仍会有焦虑、有失望，有时也会有希望；会害怕、会气愤，但有时也会有喜悦。用什么方式去适当的调剂我们的情绪是很重要的。接受朋友及家人的关怀，才不会有孤独无依之感。

首先，心理要接受生理上的转变，尽量不要花心思在不太重要的家务事；繁琐的家务事，每次只要对付一件就好，尽量少严格要求别人或者自己；请家人帮忙，以免自己负担过重，最好让孩子们分担家务事，他们也会合作，有参与感。

其次，尽量保持心静的态度，给自己安排心灵的空间，作些沉思、冥想，听些自己喜欢的音乐或做点轻微运动；散步、打太极拳、种花……，尽量找些轻松的事做，看看书与电视，不要闲着去胡思乱想。

再者，要保持清淡的饮食，少喝酒、不抽烟、多吃蔬菜水果，少吃油质的食物，注意平衡的饮食，少偏食。同时少量多餐，并增加抗氧化食物（含在黄绿色的蔬果中），绿茶也是很好的饮料。

最重要的是与患友分享心情，接受别人的慰问、支持及互助，分担心里的悲痛；同时认清自己的体力，不要过分劳累，珍惜每一天。**日子会慢慢的适应，噩梦也会逐渐减少，你会找回自我的价值感，使日子更充实更有意义。**

88. 长期抗战

时间是治疗的关键，希望是生命的源泉。

过去二十几年来，虽然乳癌的诊断有进步，治疗方面更是新药、新试验不断地研发，尤其分子生物学及基因的研究都有突破，但是预防乳癌仍是最首当其冲的前提。跟着进入二十一世纪的脚步，我们防抗乳癌的力量是愈来愈有成果，没有得癌的妇女以及得乳癌的妇女都得抱着长期抗癌的心理准备，加上身、心、灵的调整，我们要像勇士般地结伴奋斗，挑战乳癌。

下面介绍打胜战的四绝：

- 适当检查及治疗。
- 适当运动。
- 均衡的饮食。
- 放松自己的心情。

有了这四个基本的生活方式，我们就可以应付检查及治疗方面的担忧，首先要定期做检查，不幸得乳癌后要多多听取别人的经验，要信任主治医师，多方面配合，生活中尽量能够不偏食，每天定时散步。时常能去接近大自然、去爬山，住家最好能种点果菜或是去野外观鸟、闻花香，对周围的人与事物都不失去好奇心，也多满怀感恩的心，抱着心想事成的理念去体会生命的甜美。

89．面对离别

东方人的思想总觉得“生命的最后一章”是很遥远的事，很难想像的，也避免去思考它。但是当癌症末期，预计的存活时间少于六个月时，我们得从旁协助患友及亲人有宽裕的时间，准备面对这不可避免的生命过程，坦然接受这延迟的事实，用积极的态度去接受，因为还有很多未知的恐惧、害怕是免不了的，但是我们有信心可以渡过难关，这段期间我们称为安宁照顾。亲友们可以与病人多多珍惜美好的回忆，讲些有趣的故事，或是一同把照片摆贴起来做成相册，或者把一些纪念品收集起来分类保存，有时也可以一同散散步、听听音乐。每位都会有上上下下、起伏不定的心境，尤其下面的一些症状代表着离别的日子愈来愈近了：

- 呼吸运作不稳，改变许多。
- 吸进去及排出来的水分和食物都不平衡。
- 小便失控而且尿量减少。
- 语言表达发生困难。
- 面色改变。
- 呼吸有阻碍不顺畅，假若疼痛不止，注射麻药可以减轻痛苦。

最后的这段时间应在不减低病人生活品质的大前提下，尽量延长时间，但是当不可避免的事实来到，需要有亲人与病人道别，让她走得安心。

我自己也曾经历过与好友许秋娟及表妹胡宓玲生死离别的过程，她们两位都因乳癌复发而辞世。我当时心里也很沉重，但是我必须把握我们最后相处的时间，我们谈些以前的趣事，吃些最喜爱的零食，看些过去拍的相片，回忆一些美好的时光，最重要的是我分享自己目前的生活，希望她们不会为我担心，也答应她们会不断关心她们的小孩及父母（这些都是她们放心不下的事）。又因为她们都信佛，有宗教信仰，所以比较有精神支柱，比较能面对死亡，最后期间我们听些偏爱的音乐歌曲而互相道别，泪水交流尽在不言中。

她们辞世之后，我用了一段时间去平息失去友情、亲情的痛苦，有时心情复杂，又气愤上天不公平，这么早就带走她们，又悲伤自己少了两位可以谈心的朋友。

这些上下起伏不定的情绪也维系了多年，但最后我终于能接受把爱心传给他人是我的人生使命，这种生离死别是生命的过程这一事实，并且提醒自己为什么还活着，因为未完成的事正等待我去做。

我希望以后当乳癌患者遇到问题的时候，人们可以给予她们支持。让我们陪伴她们，一起向康复之路努力！让我们用行动、关爱给她们带去快乐、勇气和希望！

患友分享篇

乳房的故事

叶丹阳

作者简介

叶丹阳：39岁，北京电视台编导。2002年4月确诊为乳腺癌，接受了左侧乳房保乳手术。术后利用业余时间开始从事乳腺癌预防宣传及乳腺癌患者的心理康复研究。

本命年的噩耗

2001 年 10 月乳腺出了问题，左乳外侧突然鼓出一个硬块，找医生看了看，说没什么大事是乳腺增生。当时工作忙家事多，忽略了自己。

2002 年 3 月稍有清闲，请专家看了，说必须立刻做手术，即便是良性，时间久了，也有可能转成恶性，还是切掉保险。

所谓恶性，就是癌，乳腺癌。

有可能失去患侧的乳房，有可能只有十年甚至更短的存活时间。

这一年是我的本命年。

考虑生死

在我的生命中总是有死亡突然造访。

12岁，我的第一个本命年，父亲患血癌去世，走时只有42岁。

35岁，我失去了第二个亲人，相依为命一同长大的弟弟是位年轻有为的中校军官，一场惨烈的车祸夺走了他年仅 34 岁的生命。

两个我最亲的亲人，都是盛年辞世，他们带给我的伤痛是这样持久绵长，无处不在。不知在未来的哪一天，还会失去亲人的恐惧长久地伴随着我，这恐惧使我变成忧天的杞人，时刻揪着一颗易感的心焦虑地活着。

弟弟去世后的每一天，我都是伴着泪和伤痛度过的。两个月后，左乳外侧于一夜间鼓起一个乒乓球大小的无痛肿块，儿子惊奇地问，"妈妈，这儿怎么了？"

从不畏死，但不愿死。**我生是为一个家庭的圆满，让夫有妻、子有母。**我希望我的儿子在父母双全的环境里成长，我希望我的儿子有一颗永远阳光灿烂的心，为了儿子我当然要活着。

癌，并没有吓倒我。

术前

我并未被癌吓倒，但也并非就有赴死的勇气，我怕的是失去乳房的不美。乳房对女人来说太重要了，你能想像女人没有了乳房的情形吗？也许不是你的男人不爱你了，而是你自己会因此不再爱自己。你会因此而失去了自尊和自信，会失去对生活的热情，失掉了乳房的活与死已没有分别。我要奋力保住它。

当与主治医做术前商谈时，我选择了他列出的四条手术方案中的第二条。

四条方案如下：

- 不做手术，只采用化疗；
- 切掉全乳的四分之一，加腋下淋巴结清扫，加化疗；
- 切掉全乳的二分之一，加腋下淋巴结清扫，加化疗；
- 全切，加腋下淋巴结清扫，加化疗。

不做手术只化疗，丈夫绝对不同意。他建议采取最彻底、最安全的方式——全切。他对我说，"你缺了什么我都会爱你。"我告诉他，"我不全切，并不是为了你，是为我自己。"我能接受的最大限度，是切四分之一。其实四分之一是一个什么程度，我并不知道，只是无奈之选。

我没有权利决定我的身体不得病，但是此时我还尚有权利选择尽可能保全自己的身体。第一次偷偷问医生，如果得了乳腺癌，能活多长时间，医生说一般情况下能活十年。心中在震惊的同时，默默地计算，十年后，儿子十八岁。

十年够了，我的儿子上大学了，他可以独立生活了。

有了这样的底线，我安心了。

面对癌症的我，比任何时候都更任性、固执、盲目、自信。

我从不相信自己真会患癌，也不相信我的命真的会短。

手术

手术在进行，有生以来第一次住院，第一次上手术台。

对于医生来说，这只是一个普通的手术。

朝阳医院普外科游凯涛主任亲自主刀。局部麻醉，医生手中扯拽着被增生包裹着的病灶，麻利而轻松。

"丹阳，现在咱们得等半小时，等结果出来再进行下一步。"游主任的声音非常温柔，但离我很远。

半小时过去了。四十分钟过去了。

"丹阳，结果出来了，是恶性的，咱们还得接着做。"游主任平静地对我说。我看不见他的脸，他在我的后头。

"我知道了。"早已预感到最坏的结果来了，所以听到这残忍的宣判并不惊慌，泪先是涌到心头，惯性地忍着。对自己说此时此地还有什么可忍的，想哭就哭呗。泪流未及满面，看到游主任在做准备工作，打定主意在全麻之前必须再好好求他一遍。

"游叔叔，恶性没关系，但是您一定给我把伤口开小一点，一定把伤口缝整齐点儿。"忘记了游主任如何答复的，记忆已被定格在全麻前最后那一刻的请求间。接着右腿被扎了一下，但是我当时并不知道那是在进行全麻。

麻醉师在我的头后，我看不见她的脸，只见一只呼吸罩在我的脸的正上方被人捏着，一下，两下……

洁白，一片洁白。

明亮，洁净，空旷。

全身上下没有一丝不适，包括永远牵累着的颈椎。舒服极了，一生不曾有过的轻松。

没有到过天堂，但我认定这就是天堂。

我知道，我要走了，但是我要说话。

我要告诉我的家人我爱他们。

我尤其要告诉家人，我走的时候没有一丝痛苦，让他们不要为我的“幸福地走”无谓地伤心。

这是我在人世间的最后一次机会。胸中涌动着一生中从未有过的强烈倾诉欲。

我要说话，我要说话，我必须说话！！！

于是，在全麻状态的手术中，我听见了自己的声音。

“儿子，妈妈爱你。”

“知道，你爱你儿子。”一个女声在远远地应答，并不温柔，但在我的感觉中却是美的。

“你们一定觉得我很可笑吧，其实乳腺癌没什么可怕的，我还能活十年，十年就足够了，那时我儿子已经上大学了。”

“对，你一定能看到儿子上大学。”

欣慰，我的心在感激地笑着。

死时的我竟如此幸运！！！

是什么先进仪器能让医生和病人达成这种非物质状态下的交流，他们竟然知道我心里在想什么，竟然用如此体贴的话来安慰我。也许这便是人们所说的神交？如此奇妙！！！

我的心中充满了感激和幸福。交流仍在继续。飞快地想遍了办公室的所有同事，与他们告别。还有丈夫呢，我必须告诉他：我爱他，以后再也不欺负他了。

推床喀啦啦地作响。

“我的手术还没做完呢，你们怎么就把我推出来了？”是我的声音。

“她怎么这么清醒？”麻醉师或者是护士的声音。

推床继续向前。电梯门开了。电梯门外依稀站了很多人。

“丹阳，大姐来看你了。”丈夫的声音。

“大姐，我爱你。”大姐是丈夫的姐姐，与我一向关系密切。

“慧娟和甜甜来看你了。”

“我爱你们。”刚刚失去了丈夫的弟媳和他们漂亮的女儿。

把每个人都真心地爱了一遍。于我来说，这是在走之前留给所有亲友的最后的倾诉，是必定要说的，否则再也没有机会。

丈夫说被护士从电梯里推出来的我，眼睛睁得圆圆的，饱含着泪水只是一眨不眨，仿佛是清醒着的。原来我的眼睛在手术期间始终睁着，那汪泪水正是全麻前一刻存在那儿的。本来等候在那里的人心里只是为我被宣判为癌症患者而感到沉痛，也还不至痛到要流泪的程度，却未曾想推出来的这个人，正在拼命做临终表白，一遍又一遍地不厌其烦，所有的人都禁不住湿了眼眶，潸然泪下。心想这人真是干电视的，被全麻了还在玩命煽情。在不停地诉说中，我被推进了病房，知道是护士指挥着丈夫和哥哥把我抬到病床上的。有人在说："她怎么总是说呀？"同病房的王老师答："她是受刺激了，我这么大年纪知道得了癌，还难过得了不得呢，她这么年轻就得了，能受得了吗！让她安静会儿吧，先别跟她说话。"

"不，阿姨，我不能不说，我必须得说。"

中午一点多，在手术后半昏半醒的状态下滞留了大约半小时后，我终于醒过来了。而一般情况下，全麻的术后病人应在晚上才醒来。

以上是我的真实记忆，然而这并不是真实情况的全部，术后每个人都重新对我描述当时我的状态和话语，一人一个版本，每个版本都像是一段催人泪下的剧情，感人但并非真实。

我对每个来看我的人，都讲过这份极奇妙的经历，而且每讲必笑；听的人必是边哭边笑，或者有哭有笑。因为这死过一回的奇妙经历，使得重生后的我一直处于莫名的兴奋中，冲淡了对病症的焦虑，冲淡了手术带来的痛苦。**我欣慰地看到处于生死之间的我，心里存留的唯一内容就是爱。突然明白了，爱是如此重要，只要有爱，无论生死，心都是暖的，都是可以坦然面对的。**

手术后的我见到每个人都笑得阳光灿烂，那是我的真心所现。我的笑容不是刻意做给大家看的，我没想努力去扮演一个坚强的女人，我的笑是因为爱的喜悦在身体里蔓延。

感谢这一次手术，让我有了一份奇特的经历。

感谢命运，他在残酷地给了我致命一击的同时也给了我对生命新的感悟。

我幸运，并且我相信这份幸运并不是所有的人都能够拥有的，那是上天特别给我的。

术后

术后的每一天游主任都会亲自到病房里来查看我的情况。

第三天我身上所有的管子都被撤掉了，我终于可以稍得解放。游主任亲自为我取出引流管并检查伤口，检查结果显示一切正常。

突然我听见站在床脚边的丈夫高兴地说，“丹阳，你的乳房一点没变，真的好极了。”

丈夫说话一向夸张，他的话可信度不高，此时他定是想安慰我，所以我并没有多么兴奋，心里想：“好极了？好过原来的吗？”

看我没有反应，游主任说：“拿镜子来给她看看。”

镜中受伤的它依然饱满，因为术后的浮肿甚至显得比过去更饱满，这就是四分之一的手术方案。我的心一下子踏实了：比我想像的好一百倍！

心中充满了对医生的感激，并且欣慰自己在术前最后一瞬的真挚请求实现了。我想我应该对游主任说声谢谢，但是我不能开口。

对于医生来说这是个非常成功的手术，而对于我来说这仍是个难以接受的现实。整个乳房呈青色，伤口长约四寸，手术线呈黑色，每隔一厘米一针，大约十五针，比缝衣线粗得多。原本白嫩细滑的肌肤，被割裂又被缝合，变得狰狞恐怖。这缝肉的情形是第二次见到，上一次是半年前车祸后的弟弟。

“谢谢游叔叔。她真的比我想像得要好。”

撤了各种管的我，跃下床，无须被人搀扶。尽管我的右脚因为曾经长达三天带着止痛泵而疼痛不堪，下地的一瞬间脚仿佛被折断了，但我还是迫不及待地下了床，迈出术后快乐的一步。

终于下地了，仿佛是靠了岸的船，着了陆的飞机，抓住了枝头的鸟儿，一份不可言状的兴奋和喜悦，令我神气十足，心情舒畅。

在这场短兵相接的乳房保卫战中，我胜利了，尽管这只是第一步。

在短短的一周时间内，经历了生死，经历了伤痛，经历了失而复得的喜悦，经历了太多平凡生活中不曾经历的部分，我的心依旧灿烂、鲜亮、崭新，并找到了一份坚强的理由。

感谢命运，在他冷酷地将噩运投到我怀里的同时，也善意地把一份珍贵的生命体验悄悄地塞进我的手里，抓住它，我的生命变得非凡。

我是幸运的。我幸运，虽然我得了癌，但是它是癌中最轻的一种；我幸运，虽然我得了乳癌，但是癌的位置非常靠外，尚未扩散，使我得以保全乳房；我幸运，我有爱我的亲人帮我渡过难关；我幸运，因为我对生活充满了感激和新的希望。下地后的我白天挟着左臂生龙活虎，夜晚躺在百花丛中夜不能寐。《乳房的故事》在难熬的病房夜色中，越来越清晰。

我要拍摄一部纪录片，名为《乳房的故事》。

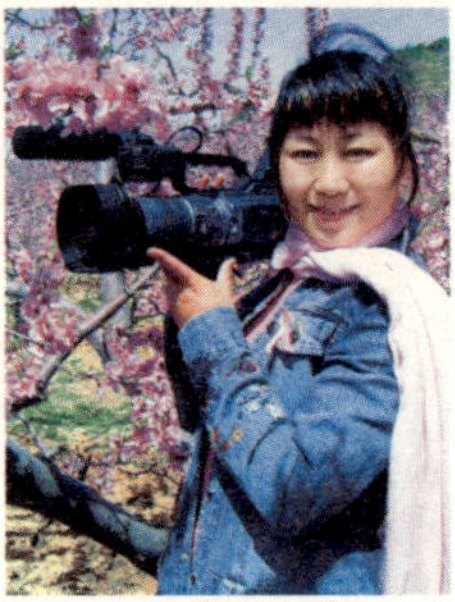

叶丹阳

编者心语：

丹阳在36岁时患了乳腺癌，术后她选择了把镜头对准自己，如实记录了自己住院、化疗的全过程。她用业余时间从事乳腺癌预防宣传及乳癌患者心理康复的研究。她认真执著、不屈不挠地在全国范围内采访了百余名乳癌患者，并具体做了四件事：

1. 建立了个人网站“丹阳爱乳坊”；
2. 拍摄了十集电视纪实系列片《珍爱乳房》；
3. 积极资助家庭经济困难，病情严重的患有乳癌的姐妹；
4. 正在撰写乳癌患者口述的纪实文学。

心路日记

广州瑜珈师　郭　健

作者简介

郭健：原为医务工作者，后投身于瑜珈事业，成为著名的瑜珈师，创建了广州郭健瑜珈培训中心，为我国瑜珈事业培养了大批人才。2003年5月20日病理确诊为“乳腺癌，淋巴结转移”，立即进行了乳癌根治手术和淋巴结清扫手术。术后她一直精彩地活跃在瑜珈及各种公益事业的舞台上。

| 2003年5月15日 |

早晨6点多，右侧乳腺疼醒了睡梦中的我，医生的直觉让我意识到可能是得了乳腺癌了。我首先考虑到必须安排好我的工作，立即入院手术治疗，这一瞬间我还考虑了很多很多……最重要的是我必须随时接受将要失去右侧乳房的事实。当天早晨我无意中看到中央三台正播放的徐志摩的一首诗——《再别康桥》：

悄悄地我走了，正如我悄悄地来。

我挥一挥衣袖，不带走一片云彩。

8 点前我去外科病房找到赵力主任，检查后决定尽快手术治疗。

| 5月18日 |

今天是星期天，我预感到手术会伤元气，我可能很久都不能唱歌了，于是便约了几个老师和学生到TOP唱歌，尽情地唱了我爱唱的几首歌：《但愿人长久》、《青藏高原》、《为了谁》。狠狠地吼了一通，大家都玩得很尽兴。唱完卡拉OK后，下午到美容院做了足部护理加美甲，在十个脚趾上画了许多小碎花。这是几年来我第一次到美容院修护自己，这是手术前我给自己的一个很大的奖励。

| 5月20日 |

早晨五点多就醒了。八点多护士送我进手术室。手术室里的音乐播放的是“流淌的歌声”，是我会唱的老歌，我随着音乐一起唱，时间慢慢地流逝。

大约九点多钟，赵主任来给我做手术。检查了右侧腋窝淋巴结的位置，将右手前臂吊在一个输液架上……我非常清晰地感受着手术的整个过程。

病理检查的结果是乳腺癌，淋巴结转移。我心里很明白，情况将如我所预料的一样。

尽管我早已有思想准备，但当必须真正面对和接受这一事实时，我还是流下了眼泪。这眼泪不是害怕，不是懦弱，而是来自心灵深处对自己身体的一种心痛，因为自己没有注意保养和爱护自己的身体。它是我生命的一部分，是我体验人生的一个重要载体。我做着深呼吸，放松自己，让自己冷静下来。

赵主任很快拿着手术全麻的单子叫我签字。我非常明确地请求他保留我的胸大肌、胸小肌（因为术后我还要继续练习瑜珈、表演瑜珈）。她同意了，我从容地签了字。很快我就感到有点迷迷糊糊，什么都不知道。

朦胧中我听到很多人呼唤我的名字，我意识到我正在从全麻中醒来，有种死而复生的感觉。

5月21日

今天是术后第二天。清晨醒来，我自己从床上坐起，感到精神好多了，然后独自洗漱干净，吃了他们给我买的早餐。一切都恢复了正常，又是“好人”一个，生活还是这么美好！

下午许多老同事来看我了，都对我的精神状态感到吃惊。我觉得自己就像一棵草原上的野草，拥有坚强的生命力，狂风暴雨是不能把我打垮的，我又活过来了！

晚上输完液，护士就为我拔了尿管，终于“解放”啦！马上就下地，上洗手间洗澡，全身都感到非常舒服，此时深深体悟到生命喜欢自由的特性。

| 5 月 22 日 |

早晨起来洗漱完毕，活动一下腿和腰，做了下蹲和单脚伸展式动作，感觉体能很好，没有疲劳的感觉，然后伴着音乐，坐下来冥想，神清气爽！

每天我都告诉自己：我只是身体的某一个部位有病，我的心没有病。我清楚地意识到：我的精神状态会影响到我的事业，也会动摇跟着我工作、学习多年的员工和学生的心。我不能让别人为我难过，因为看到他们难过，我就会很伤心的，所以我要坚强。

| 5 月 24 日 |

因为白天情绪过于波动，当晚呼吸时就感到右侧胸神经痛，身体变得很虚弱，整晚睡不着。深夜身边没有一个人，我开始恐慌。我流着眼泪写日记，我有一种强烈的感觉：我快不行了！我无法承受化疗！我想到我的师姐，特别想她，想见到她……熬到黎明，我打电话吵醒了她，哭诉着我患了乳腺癌，刚做完手术，告诉她我要完成去西藏的心愿，请求她陪我去。

接着我又打电话给董事长和经理，告诉他们我想要安排好以后的工作，想要见见我的学生、好友，想要为临终做准备……（原来当物质身体虚弱时，心灵也是如此的脆弱），此时此刻平时坚强、阳光的郭老师不见了，眼下的我就像一颗无助的、即将夭折的小草，弱不禁风。

| 5月28日 |

这几天心里在考虑是否接受化疗？我担心化疗对身体的正常细胞和正常功能产生损伤。我很排斥化疗，我想暂时放下工作，改变自己现在的生活方式，出外去亲近大自然，然后顺其自然……我以前也曾冥想过，假如我患了不治之症，我就去旅游，用剩余的时间做自己想做的事。这辈子我已做了许多想做的事，基本上可以说心想事成，有一种死而无憾的感觉，从内心讲我已经能够接受死亡。

| 6月20日 |

这些天我已恢复正常的起居，晚上的睡眠质量也提高了。**每天我都保持一定的工作量，因为工作使我感觉到我不是病人，是一个有用的人，是一个活得有意义有价值的人。**瑜珈事业与我的生命连在一起，瑜珈令我充满生命活力。每天望着我那些年青、健康、有活力的学生专注地练习瑜珈，这对我来说简直就是一种灵丹妙药，胜似最好的化疗。

| 7月22日 |

今天进行了第三次化疗，反应加重了，我在尽力坚持和适应手术及化疗对身体造成的影响。虽然我极力的控制自己，但是我的人格明显退缩，情绪也很不稳定，情感上的需求很强。我知道这种矛盾心理来自两个我：一个脆弱无助的自我，一个善良、慈悲的超我，怎么会变成这样？有时候我自己都嫌弃自己的变化。我对自己说，这不是我，这只是因为疾病而造成的身体、情绪、心境的暂时状况。

我深深感悟到：人的心灵是如此脆弱，只有当身体健康时意志力及控制力才能帮助心灵，才能驾驭心灵。

| 8月21日 |

在很勉强的情况下，我坚持做了第四次化疗。我几乎完全被击垮了，身体很虚弱，连说话和抬眼皮的力气都没有了，头发大把大把的脱落，手指和脚趾甲床发黑，面无血色。盗汗、恍惚、恐慌，使我常常处于虚脱的状态，失眠、易伤感、甚至不敢独处，完全失去了自我控制。对工作、生活、情感的任何信息都不能承受，觉得活着没意思，没有信心活到老，情绪不稳定，出现忧郁、焦虑、偏执的心态。

我增加了瑜珈的呼吸法和冥想的练习，默默地体验、承受一个化疗病人的一切痛苦感受，让自己静观化疗后的一切不良反应，等待着这一切的结束。

在非常虚弱的状态下，我才将患病的事实告诉了年近八十的老母亲，并回到她的身边。妈妈开导我，安慰我，并告诉我，她的钱够花了，不用再给她钱了。

在家住了两天，一个朋友约我去九华山拜佛，我毫不犹豫的答应了。九华山上空气好极了，我在山上很精神，体能很好，还在山上做深呼吸。虽然在山上只住了一天，但下山后格外的精神，有一种特别想工作的感觉。

| 9月28日 |

美博会期间，在中国大酒店美协答谢晚会上，我做了瑜珈表演。马娅会长在晚会上把我的身体情况告诉了大家，当时引起了所有在场人士的轰动，没有人相信我是一个刚做完化疗的癌症病人，他们也都想不到我会在这么短的时间内恢复得这么好，认为我的状态简直就是一种奇迹。**我认为生命的奇迹是瑜珈帮助我创造的，同样我的生命也在这种奇迹中不断延伸，这种延伸是精神，是境界，是我在不断追求的一种美的最高境界。**

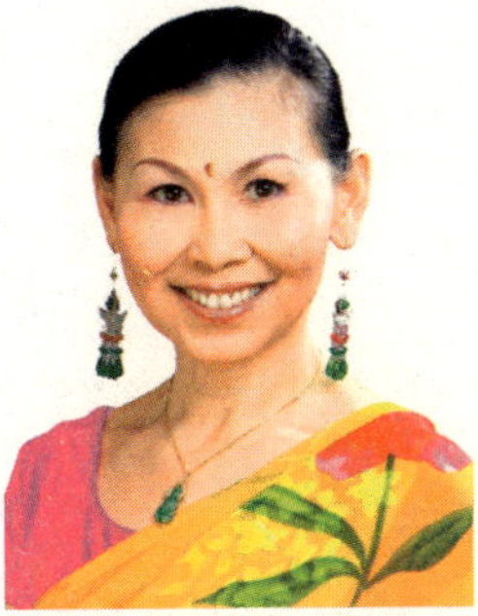

郭　健

编者心语：

郭健老师是中国第一位勇敢地把粉红丝带系在失去乳房的伤痕上，以警示更多的女性远离乳腺癌的人。我敬佩她的勇气！她的博爱令我感动！

她在日记中真实地描述了化疗中的慌恐、脆弱、忧郁、焦虑……她包容了疾病，她接纳了灾难，在如梦如幻的瑜珈中用自己美妙绝伦的肢体展现生命的奇迹。

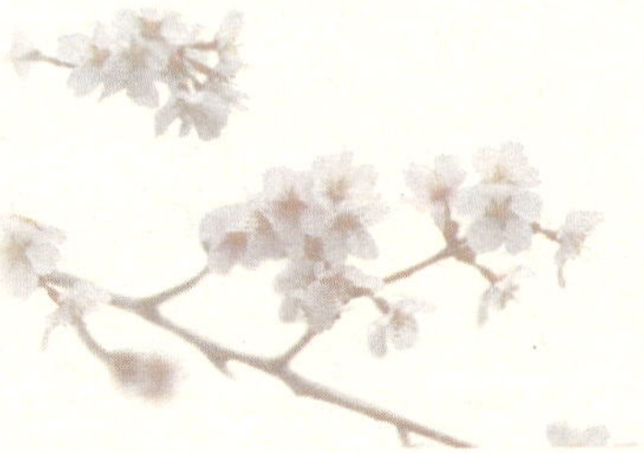

战胜磨难，生命不息，奋斗不止

史安利

作者简介

史安利：58岁，现任中国癌症研究基金会副秘书长，中国优生优育协会副秘书长，中国医学科学院、中国协和医科大学检验医学研发中心名誉主任，中国实验室认可委员会国家实验室认可注册评审员及北京癌症康复会副会长等职。1986年3月16日，做了左侧的乳癌根治手术。2003年12月1日，又做了直肠癌手术。

我是一名医疗战线的工作人员，在国家卫生部门从事医学科研管理工作近三十年。但是我又是一名先后患有两种肿瘤的患者，这对于我来说实在是一个不小的磨难。

发现乳癌

回想起第一次患癌是在1985年。当时我在欧洲WHO举办的科研管理高级研究生班学习，已经接近学期尾声，也就是要回国的前夕。一天，我突然感到不适，去校医院就诊，胸片被怀疑为有乳腺瘤的可能。校方马上联系国家级肿瘤医院，要我去进一步确诊。

我的心开始忐忑不安，整整一晚都没有睡好，由于孤身一人在国外，没有人可以商量，只有默默地祈祷，但愿是虚惊一场。第二天一早我请假前往比利时首都布鲁塞尔的肿瘤医院乳腺科就诊，当时就做了生物活检。20分钟后大夫毫不犹豫地直接跟我说，"I have bad news for you"，我的活检诊断结果是乳腺癌。我记得当时大夫和我商量下一步的治疗安排，他非常热情主动地告诉我，可以尽快在这所医院为我做手术；如果点名让他做，他愿意不收点名费；床位可以是两人间，实际经常是只有一位病人，可以不收空床费；由于我在学习期间已经买了医疗保险，所以整个治疗过程基本不要交任何费用等等，他还在那里滔滔不绝地和我讲话。

那时的我实际上早已是脑子一片空白，耳朵嗡嗡作响，前面变得灰蒙蒙一片，看不清楚，大夫说的任何话语都开始听不进去了。大夫看我没有反应，以为我的语言有障碍，马上请了一位台湾人来做翻译。我非常感谢他们对我的关心和照顾，提出回去后考虑好再告诉他们。我匆忙离开了医院，直奔中国驻比利时大使馆。那个时期在国外的中国留学生还不多，我经常去使馆聊天或给他们一些健康和医疗知识的帮助，与使馆人员都比较熟悉。可是这次却是我自己发生了情况，他们非常着急地帮助我与国内卫生部联系，征求家属意见，确定手术治疗方案。

我回到学校后，一直不出房间，不见任何人，情绪很低落。消息在学校传开后，同学们主动轮流看护我、安慰我，房东主动做了热汤送来，最让人难忘的是班主任老师对我说，你自己是医生出身，不要太悲观，目前的医学技术是完全可以解决问题的。你可能担心的无非是学业还没有完，论文还要答辩，我保证只要你治疗一结束，学校同意你回来继续学习。所有的费用包括机票、奖学金全部给你保留。这一席话真是一语道破我的心事：组织上重视和培养我，给了我这么好的机会，我是第一批派往国外学习医学科研管理的干部，可是自己却没能够完成任务，心里的滋味实在是不好受。当我的外国老师用最简练的几句话给我吃了一个定心丸时，我的心豁然开朗。我终于还有希望，争取尽快治好病返回学校。

当我离开学校的那一天，全班同学集体集资，为我买了一份珍贵的礼物，送给我作为纪念，鼓励我安心治疗，早日返回。

这就是我第一次在国外遇到困难时，所感受到的来自祖国和不同国家朋友们的关心和爱护。我从内心感到无比温暖，树立了要与疾病抗争到底的信心。在使馆的科技参赞、工作人员与校方代表一同前往机场送行时，校长和秘书在路上小声对使馆参赞说，“安利的学习和人品都很好，我们都很喜欢她，她得病太可惜了。”当我踏上回国返京的飞机的那一刻，就暗下决心，我一定要回来，一定要完成祖国交给我的学习任务。

回国手术

到北京的第二天，我就急忙上医院进行一系列的检查，1周内就做了手术。手术后才知道不是想像的那么简单，因为已经有局部和腋下淋巴结转移，手术后还需要做1年之久的放疗和化疗，我只好无可奈何地接受了命运的安排。

1986年3月16日我进行了手术，然后进行了放疗和化疗。**为了积极配合大夫的治疗，可以说我克服了种种困难，**比如在接受放疗时，由于放射剂量过大，我的食道被烧伤，疼痛难忍无法吞咽，我就在饭前先吞下氢氧化铝钡剂，在食道表面加上一层膜再进食，以减轻疼痛；在接受化疗时，由于化疗的毒副作用，体内白细胞一度掉到了2400，无法继续化疗，我就强忍着化疗导致的呕吐等副反应，拼命强迫自己吃东西，配合医生坚持完成化疗；由于手术后血液循环差，手臂水肿严重，我就坚持用绷带绑手臂，加上每天做上肢锻炼，练气功和太极拳等使手臂逐步减轻水肿。为了能够尽早完成治疗继续出国学习，不至于将外语忘掉，在住院期间，我主动承担了教值班护士英文的任务。这样，既帮助了别人，又使自己精神放松有利于治疗，同时又巩固了外语，真是一举三得。

功夫不负有心人，终于在1988年3月1日，我被医生批准同意出国，重新返回学校继续学习。经过半年的努力，将未完成的科目学完，参加了科目考试并取得优秀的成绩，进行了最后的论文答辩，最终顺利完成了学业。

回国后，我开始了正常的工作。在国家卫生部负责管理国家重点科技攻关项目和国家级重点实验室、负责国际科技交流与合作和留学人员派出管理以及卫生标准、实验室认可等管理工作。我和我的同事们都已经忘记了我曾经患过乳腺癌，至今已经21个年头了。

二次患癌

由于工作繁忙，可以说是日理万机，2003年12月1日，我又被确诊患了直肠癌，同样又做了手术、放疗和化疗，经历了第二次磨难。我是经历过第一次磨难的人，对于第二次的打击，已经有抗病能力，我没有气馁和怨天尤人，经过积极的配合治疗和康复锻炼，目前已经平安地度过两年多了。

现在我虽然已经退休，但还坚持干一些力所能及的工作。比如还担任中国癌症研究基金会副秘书长、中国优生优育协会副秘书长、北京癌症康复会副会长及中国医学科学院中国协和医科大学检验医学研发中心名誉主任和中国实验室认可委员会国家实验室认可注册评审员等工作。

我每天坚持晨练1个半小时，包括练剑、扇、拳，有时还跳跳健美操，晚上坚持散步1小时。每月上两次钢琴课，按照老师的要求，每天要坚持练习2～3个小时。这些文体活动使我的生活充满乐趣。

光阴似箭，我已年近六旬，开始迈入老年人的行列。**在人生的长征路上，我虽然经历了两次磨难，但是可以说我敢于面对磨难，与病魔抗争，使自己的生活工作充满了激情与活力，为社会作出了力所能及的贡献，自己感到欣慰，感到生活的充实并充满了成就感。**

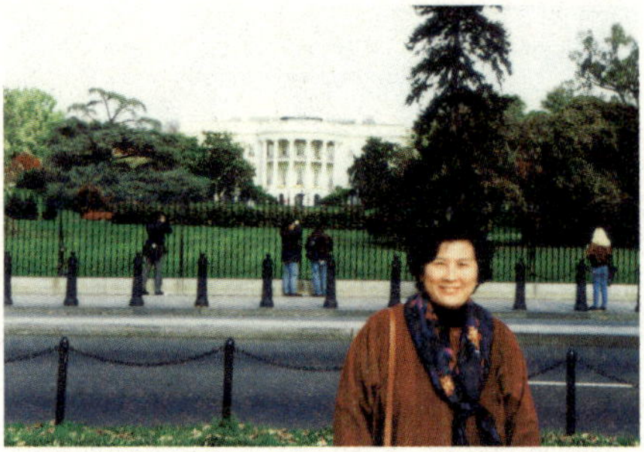

史安利

编者心语：

我初识作者是在北京癌症康复会第三次会员代表大会上，她当选为北京癌症康复会第三届常务理事会副会长。她能言的双眸，她飒爽的身姿，都给我留下了深深印象。真正和她近距离接触，却是在全国癌症康复者文艺汇演的筹备会上，她作为汇演筹备组的总负责人带领着筹备组的成员，出色地完成了汇演的各项筹备工作和演出任务。她像著名的天才钢琴家一样，弹动着黑键、白键，奏响了天籁之音。

土中有春夏

宁　平

作者简介

宁平：51岁，安徽日报社编辑。2004年元月15日被确诊为乳腺癌，元月16日进行左侧乳癌根治手术，接受了六次化疗，两月后正常上班工作至今。

放飞好心情

我是个很会捡拾快乐的人，有本事在很平常的生活中捡拾到任何一点点可以给我快乐的理由。哪怕事情糟糕到无以复加的程度，哦，我也会谢天谢地，至少事情不会发展得更加糟糕了。于是有一天，连每天生活在一起的先生都注意到了我浑身洋溢着的快乐和美丽，建议我：拍一套写真吧，效果肯定不错。天哪，这么好的主意怎么被他想到了？

说去就去，第二天我就“窜”到影楼。当我把衣服除下，第一次在“非正常”时间“非正常”场合公开露出至今还令我骄傲的身材时，真的是很得意：非常有质感的光洁的皮肤，肩与背部圆润的线条，挺直的脊背，一脸明媚而灿烂的朗笑，张扬地显现着在这个年龄完全可以称得上是“高挺”的乳房。令年轻的摄影师和更加年轻的助手们羡慕不已。

在摄影师的“摆布”下，在各式灯光，各种角度、各个姿势中，我放飞着自己的快乐、自己的美丽、自己的好心情。我像田野里的向日葵追逐着阳光一样，沐浴在摄影师的微笑中，我像看着心爱的人儿一样注视着镜头。我在鲜花和红裙子里或站或卧或斜倚，让镜头里的“这一刻”为自己留下永恒。

把照片给先生看，他很喜欢，看了一次又一次。在我不停地“哇，你怎么有本事找到一个这么漂亮的老婆”的启发下他很是得意。被一个人——那个人恰恰又是自己的丈夫——欣赏着，真是一个女人最愉快的生存体验。他真的是好可爱好浪漫的一个人，骨子里的浪漫。在他的天空下，做老婆的我活得是那么恣意而自然，活得是那么美丽而自信，活得是那么张扬而自在。对一个女人来说，这一切真的是上天的厚爱、上天的偏袒。后来，我打电话告诉女儿拍写真的事情，女儿开心地大叫：“妈妈，你太棒了。我能想像出你健康的身体洋溢着的那种母性的光辉。”

美丽成记忆

我的心也好像随着那天的阳光而飞扬。一切都是那么美好，所有的爱都在向我微笑。那套写真集似乎还在散发着侧灯、顶灯、闪光灯等等各种灯光的温暖，仅仅才不到一年的时间，事情发生了不可预料的变化——我失去了一个美丽的乳房。写真集变成了我一生最实在的记忆。

现在回想起来，那天还真是个非常普通的日子，一点也没有要发生大事的预示。即便是一夜做了十个梦，一个都不会告诉我会得癌症的。况且那天夜里我睡得是格外的少有的好。因为这样的好睡眠，我又有了一个热爱生活的理由。

睁开眼睛，我看到是满眼的灿烂，感觉到的是满心的喜欢、满身的舒泰，浑身的力气——又是一个冬日里的"响晴天"——这么好的天气和心情，我们是没有理由不爱生活，不爱自己的呀。

我快乐地微笑着，听着身边的先生还在大声地扯着呼噜，我的笑意更浓了——单纯的男人不容易失眠。我喜欢单纯的男人。于是我用脚顶开暖暖的被窝，把身体伸得很直很直地，把胳臂伸得很高很高地打了一个大大的哈欠，然后收回手，满意地从上到下抚摩着自己结实而浑圆有力的身体。且慢，这是什么？我推醒了正在酣睡的先生："醒了醒了，看看是不是长了个什么东西？"他醒了，懵懵懂懂顺手在我胸口上下一胡掳："没什么，好得很。"我释然了。因为我一贯相信他。

生活在正常的轨道上运行着：六点起床，四十分钟的快走。洗澡，上班。雷打不动，风雨无阻。这期间，我给出差的先生整理东西，照顾着从外地大学回来度假的女儿，忙得不亦乐乎，也就把那个小包块忘到了九霄云外。等一切搞定，突然发现，包块还在。

一个电话打给好友，好友回答："正好今天的活干完了，我带你去看看。"接待我们的医生透过眼镜片儿看着我的眼睛："今年多大？""48。""今天住院，明天开刀。""OK，出了什么问题？""各占一半的可能吧。"

土中有春夏

手术后，当刚刚被放在病床上的时候，我立即就从全麻的状态下醒了过来。眼睛刚刚睁开的一刹那，我有些眩晕，恍惚间不知身在何处。唉，就在这种情况下还是没睡过瘾。我是个很难入睡且很容易被惊醒的人，由此可知我的睡眠质量如何了。后来我才知道在良好的睡眠中，人是可以有着很多收获的，包括产生抵抗癌细胞的褪黑素以及促进生长的激素等等。而我这种睡眠质量显然造成我既长不高又承受着患大病风险的体质。怪只怪我的遗传体质不好，睡眠质量太差。

面对着围绕在床边的一圈人，我觉得很奇怪：手术前只带玉米、波儿和在医院里工作的文姐姐来过，怎么弟弟、弟妹一干人来了一大帮？没有来得及问及原因，只觉得鼻子、身上、胳膊上似乎插了很多的管子。下意识中，我一边接答着床边大家的话茬儿，一边指挥着："把我身上的管子拔了。"于是除了手术引流管和导尿管外，什么心脏监护、氧气等等的管子都拔了。我一下子轻松起来，和大家开起了玩笑："看来胖子的老婆手气不错啊，一下子就摸到了大奖。借这份好运，出院后摸奖去。"大伙儿乐起来，很正规的病房气氛被我调侃得欢声四起。

事情的结局是我告别了一个原先属于我的美丽的乳房。一直守候在手术台边的文姐姐后来告诉了我当时的情景和她的感受："你知道我在医院里工作几十年了，但是没有参加过一台完整的手术。你做手术的时候，曾经是医生的玉米不敢看——亲人做手术一般都不敢看。尽管我也害怕看手术，我也心疼你，因为玉米不在，我只好一直在你的手术台前守着。我看见你的乳房被完整地切割下来放在磁盘里，当时它就像一个非常美丽非常精致的半圆型的瓷器一般。渐渐地随着血液的流失，它变得晶莹剔透，有着玉一样的光泽。可是渐渐地，它变得灰暗起来，泄成了一堆，像土一样的颜色。我想，它会被丢到哪里去呢？一直到它真的变成了土？想到这我好难过。"听文姐姐讲述着，我很平静。

不仅是乳房，我们所拥有的一切最后都会回归于土，土中会长出春夏秋冬，绽放出生生不息的灿烂与芳菲。

平静且快乐

我遇到事情一般都还镇定，这和我一直都是很理性地生活着是有很大关系的。特别是大事情，我会使用一二三四把事情的规律和可能产生的后果"拎"出来，不让些枝枝节节的表面现象把自己的思路和心情搞乱。这次是属于“大事”的范畴了，免不了要做些细致分析：

这次生病我是不能避免的。因为我是人，吃五谷六畜，肯定会生病。至于什么时候生病，生什么病，这不完全是我可以控制和把握的。况且世界上每天有那么多人碰到不幸和灾难，为什么我们就不可能摊上一点呢？包括生病，包括生这种据说是很可怕的病。

我一直都非常推崇关于生命中“此消彼长”的理论。当你觉得很多的快乐降临到你身上的时候，就离你要承担一些后果的时间不远了。我当属那种比较幸运的一类人，自然生病是我必须要付出的代价。一个病友在我们病房里常常说的一句话是：“怎么这种病就给我碰上了呢？”我笑问她：“你觉得这种病应该给谁碰上呢？我觉得给你碰上最公平了。你看你，人长得高挑漂亮，工作也很体面，丈夫伟岸谦和、细致体贴，儿子日本留学上进省心，基本上好事占全，你不生个病实在是对别人的不公平。”她被我逗得大笑起来，在笑声中温习一下自己的骄傲是很难不快乐的。

我是个很懂得收敛“欲望”的人，不会放开自己对生命和生活无度索求。我懂得感激，哪怕是来自于自然的点点滴滴、阴晴冷暖、花开叶落，我都会有感恩的心，何况是身边朋友亲人的大批关爱。在对生命的体验中，我一直活得很滋润，很成功，最重要的一点心得是“分寸”两个字我做得非常好，几近炉火纯青。**有了分寸，我才可以做到有所求但绝不会奢侈；有了分寸，我才可以做到无所求但绝不会堕落。因为分寸的把握，我才可能在享受生命的快乐中不觉得缺失；因为分寸的把握，我才可以做到享有一颗出世之心的静**

谧而有一份入世之心的愉悦。我认真地过着每一天，尽情地享受每一点的快乐和现时现世的安稳，甚至一日三餐都很认真地打理，不敢浪费生命赐予我的每一日自然人的享乐。我从来不敢挥霍生活，因为我懂得此生为人，是一件多么偶然而幸运的事情。所以即便是患这种被人谈起色变的“绝症”，我也很快可以在第一时间里镇静下来，因为它的确是一种生理发展的必然，不是可以在我的意志控制范围内的，我无悔。

镇静下来，我居然深深地感到一种幸运。天哪，这个病幸亏是我得到了，凭我的体质和调整心态的能力，我认为我比任何我认识的人得这种病都合适。我不敢想像，这个病被我身边的某个人得了，我会如何慌乱，如何心疼，如何忍受？而因为我得了这个病，那么我就占了生这种病的一定比例，那么上苍保佑我占住的这个比例能够使她们平安吧。感谢上苍把这个机会给了我。

躺在病床上，时时收获着灵魂中漫溢着的思想。哦，谢天谢地，至少我以一个新的形象开始新的生活，这种机会不是所有的人都能碰到的。

编者心语：

作者的文章中有一段感人肺腑的文字：“这个病幸亏是我得了…… 我不敢想像，这个病被我身边的某个人得了，我会如何慌乱，如何心疼，如何忍受……”当我每次读到这里，都感动得热泪盈眶。她那仁者的胸怀，蕴涵着深情而炽烈的大爱。我与作者不曾谋面，但她电话中爽朗亲切的笑语，鲜明地告诉了我，她是一个多么快乐、多么可爱的女人，她更是一位创造快乐、更爱他人的美丽的女人。

接受不完美

文　珊

作者简介

文珊：1988 年 2 月初误诊为乳腺增生，作局部切除，2 月 9 日接受乳腺癌根治手术，术后病理诊断原肿瘤处有癌细胞残留，并有一个淋巴结转移，遂继续接受大剂量放疗和三个疗程历时 1 年的化疗。后因骨扫描片上有两个浓聚点，被怀疑骨转移，经长期随诊基本排除骨转移的诊断。从此逐渐远离了经常需要跑医院的困扰，开始过正常愉快的生活。1995 年开始负责编辑出版《癌症康复》杂志，工作至今。

接受乳腺癌根治手术至今已经 18 年了！现在有保乳手术，外科大夫们很体贴地照顾到女人的体型，尽量使之少被破坏。但我患病时还没有，虽然已经有改良根治术，但从医生到丈夫和我自己，都宁愿选择创伤最大的根治手术，平安是我们当时的第一选择。

从小我就是个人见人夸的漂亮女孩，长大后1.72米的高个子，身材偏瘦而匀称，一直听到的都是赞美的声音。乳腺癌的治疗让我突然变成了头发稀疏、面色苍白、半边胸口伤痕累累的惨样。术后很久我都不敢看自己的胸壁，完全不明白哪里是哪里了。不仅仅是手术，放疗造成的损伤使我的伤口很多年后还会出血。而放疗带给我的左侧颈总动脉、锁骨上动脉严重狭窄以及对心脏的影响，使我不能剧烈活动，动不动就供血不足，更是成了影响我一辈子的问题。最初的日子我很难过，但也没特别介意外表的变化，因为那时的注意力是在活下去。我没有什么心理问题，因为我很幸运，身边有着最强有力的支持。**丈夫与我共度难关，他比我先看见那可怕的伤口，先接受了我的残缺，丝毫没让我感到这条难看的伤痕会影响我们之间的感情。夫妻可以因为很多原因离婚，但绝不会仅仅因为乳房！**

18年中我偶尔会因看上本来非常适合我的衣服，因领口太大或没有袖子（会露出伤疤）不能穿而懊恼，绝大部分时间我还是非常知足感恩的。乳腺癌带给我的成长是无法替代的，有些快乐我大概活一辈子也体会不到。以下几点感悟与朋友们分享。

| 素面朝天 |

翦伯赞曾有诗句写王昭君："莫道娥眉无志气，不将颜色媚君王"，有人将其改成："不将颜色媚世俗"来夸钱钟书的女儿钱媛。我很认同这样的气质，今天是个鼓励女人不惜一切代价追逐外表美的世界，青春少女就开始整容。但**外表的美丽并不能掩盖内心的残缺，如果对自己没有自信，无论整多少次容，也无法让自己满意。**我已经51岁了，却没有同龄女人那种怕老的感觉。很多年没有去过理发店，头发就是直直的，在脑后别个发卡。美容店更是从未去过，脸上不施粉黛。由于多年不烫发，我的头发非常有光泽和弹性，中间有几根白的，但看上去基本是黑的，不染发。人生过了50年怎么还可能是年轻时的模样？**最重要的是喜欢现在的自己，并且相信将来的自己：随着年龄增长，会有更成熟的美丽。**

计较少 快乐多

疾病使我失去了很多机会，但也正因为无法如健康人那般在社会上拼搏，而有了独处的宁静。台湾特立独行的著名学者李敖先生说自己50多年没离开过台湾："山水都从枕上游"，好风光值得看吗？值得看，但不值得跑去看。我也常用他的这番话安慰自己，跑不动万里路，就读书吧，好在精神上的享受并不需要太多的条件。我们乘坐的是生命列车，表面上看，人有很多机会选择，你可以挑选自己喜欢的车厢、座位，但你无法控制也无法预料这辆列车是否会发生故障，这段路程是否畅通无阻。你可以中途下车，但如果你要继续人生的旅程，换乘下一辆车也会遇到同样的问题。现在的孩子都被老师家长逼着苦苦读书，因为人们普遍认为几分之差就可以决定一个人的命运：上名牌大学还是普通大学，上大本还是上大专……就看你考试时能否拿到或丢掉那几分。能对此"想得开"的人不多，在这个急功近利的社会中，不往前冲怎么行？但是癌症能将这一切打破，它无情地把你的人生计划全部打乱。很多智慧老人回忆自己的过去会有此体会：**人生的轨迹很奇妙，并不能按照你自己或你父母设计的路线走。有幸患癌，我在中年就有此觉悟，从此**

不计较得失，放下那些世人钟爱的包袱，活在当下，快乐而充实地体味着生命的意义。

万里无云万里天，心里无云心如天

佛陀说过："在有智慧的人看来，并没有所谓'不好'的事情。只要知道怎样运用，人生各种事情都是成长的阶梯。"患癌症，在绝大多数人眼里都是倒霉透顶的事，但**如果你能把疾病当成人生的台阶，你就会借着它，一步步往上走，达到更高的境界。**15 岁的少年子尤患纵隔肿瘤，他说起自己患病的收获："别人可能60多岁了才开始关注身体上的问题，我现在就开始关注了，不仅是治病，还有调整身体、保养身体，不吃不健康的东西，多运动等等。我开始思索，在别人因为尘世喧嚣忙碌奔波的时候，我幸运的因为这个事情（患病）停了下来，静静思考……"

一位心理学教师在给快被学业逼疯的大学生做心理辅导时让他们写自己的墓志铭，并作文，题目是"假如我还能活3个月"。很多学生因此一下子就走出了心理阴影，他们想明白了，只有面对生死时，才知道对自己最重要的是什么。癌症起的就是这个作用，给你的生命敲响警钟，你觉悟了，理解了生命的意义，你就会感激癌症的教育。如果你执迷不悟，不能通过疾病学习成长，你就会痛恨癌症给你带来的痛苦，那你也就白白受苦了。

办了10年《癌症康复》杂志，我有幸认识了很多病友，交到了很多好朋友：有的理智冷静，有的严于律己，有的勇敢面对困难并享受着痛苦的滋味……他们的言行不断给我以帮助和启发，深深打动着我，教育着我。**其实人最值得开发的是自己的内心世界，它能非常狭隘，也能无限广阔，你的内心如何，你看到的世界也就如何，身体的限制，正是你拓展心灵的机会。**

我现在虽然离心灵自由的距离还很远，但看到了目标，就明确了前进的方向，在今后的人生之路上我会好好走。

编者心语：

作者文若其人，宛如玉溪幽兰，有着清纯素雅、幽香宜人的气质；又如西湖龙井，拥有明澈灵秀、醇郁爽神的品格。我欣赏她为人的恬静淡泊、平和安宁，我敬佩她追求的“万里无云万里天，心里无云心如天”的境界。

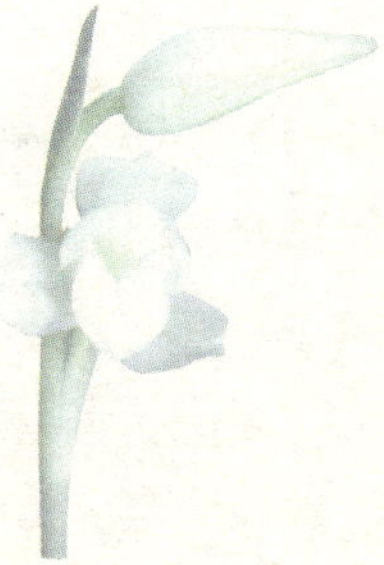

磨难中感受生命的美丽

周莉萍

作者简介

周莉萍：52岁，中加海资曼钢琴有限公司装配技师。2000年8月进行了左副乳癌块切除的保乳手术，病理结果为“左副乳髓样瘤”。2001年4月19日又进行了开胸手术，切除气管4.5厘米和周围的肿瘤。在康复过程中积极参加北京癌症康复会的各项公益活动。

2000年初，我无意中发现左腋下有一个小疙瘩，因一向身体不错，单位体检也没有问题，就没太在意。大约过了半年，也是无意中发现疙瘩大了一些，急忙去医院检查，说可能是乳腺瘤就住进了医院，当时还认为不会有什么大问题。在签手术单的时候，医生告知不排除恶性的可能，如果是恶性的，就要继续做大的手术，我始终不相信。不到1%的恶性肿瘤的概率，怎么就能让我得上呢？

手术病理报告结果是左副乳髓样瘤，恶性的。需要继续手术切除肿块，但可保留乳房。我一下就从健康人跌落到身患癌症的人群中，心理的落差之大是可想而知的。

“癌症”这个词对我来说十分陌生，只知道十分严重，但到底险恶到什么程度，还是知之甚少。虽然也曾难过流泪，但心中总怀有希望。术后随即开始放化疗，尽管有诸多不适，一向要强的我都咬牙坚持下来，**心中总有一个愿望，我要好起来！**

随着放疗的开始，我突然不明原因地咳嗽、喘了起来，做了常规检查没查出什么问题，但是十分难受，咳喘成了家常便饭了。2001年的春节，我都是在病床上过的，人无法平躺，躺下就憋气，呼吸困难。尽管这样我还是坚持完成了6次化疗，一个疗程的放疗。我充满着期待，想完成治疗可以缓一口气，好好看看自己的咳喘到底是怎么回事，却没有想到又一场灾难在等着我。

一周后，CT检查片子显示我的主气管有五分之四占位，需进一步检查，这真是一波未平一波又起。面对很多从来没有听说的医学名词，我都傻了。在气管镜检查后，我被紧急收住院，主气管快被堵上了，随时会因为窒息而有生命危险，这种主气管占位病例很少见的。面对突如其来的灾难，脑子好像都空了、木了，不知所措，很多情况都是家人后来告诉我的。2001 年 4 月 19 日，我接受了开胸手术，切除气管4.5厘米，同时切除了肿瘤。感谢医生们，手术很成功。这次病理结果是混合瘤，部分细胞活跃，要密切随诊、观察。术后的痛苦自不必说，在病房里的 4 天经历，令我终身难忘，也使我对生命感受更深了。人们都对我说：“大难不死，必有后福”。我也这样祈祷！希望一切都能好起来。

命运并不青睐我，在术后两个月的检查中，又被告知肺部又有

2.5 厘米 × 3 厘米的阴影，怀疑是肺转移，这对我而言简直是晴天霹雳！在不到一年的时间中，经历三次大劫难，而且一次比一次严重，好像我即将要走到生命的尽头，心不甘呀！我有一个幸福的家庭，有疼爱我的丈夫和懂事的儿子，有一份自己喜欢且又干得不错的工作，又有双亲和兄弟姐妹，然而随着疾病的到来，这一切都即将离我而去，那种失落、无奈，只有体会过的人才能感受到。当时要么住院接受手术，要么考虑用其他办法切除，对于刚刚手术不到三个月的我来说，怎么选择？手术的痛苦刻骨铭心，已经这样了，孤注一掷！活一天算一天！当时的心情绝望到极点，经常一人暗自落泪。

一天我来到了玉渊潭，看到了有那么庞大的一群经历生命磨难而顽强生活的人们，震惊了！**原来在噩梦中挣扎的不只是我一个人。**有的人病情很重，仍然乐观积极的生活。他们的精神深深地感动着我，也使我豁然开朗，原来人还可以这样活着。病友们的相互关心鼓励，使我对生命有了新的渴望，使**我感悟到无论生命长短，都应该活得有尊严，活得开心快乐，生命不是个人的。为了亲人，为了关爱我的人们，我要好好的活下去。**

在随后的日子里，在练习癌症康复气功的过程中，我坚持正规治疗、调整心态。在与病友的交往中，心情逐渐开朗，不再愁眉苦脸，想通了也看开了许多事情。几个月后，奇迹发生了：在检查中，肺部的可疑阴影消失了。这一结果，使我信心大增，更鼓舞了斗志。时至今日，四年过去了，肺部检查一切正常。

感谢这痛苦的生病过程，教会了我许多。它让我体会到了正常健康状况所不能体会的感情，让我变得豁达、开朗、宽容，懂得了用不同的视角看待问题。**对于疾病我们有时很无奈，能做到的是要调整好自己的心态。人的一生中会遇到许多坎坷，要有坚强的信念，它会支撑你渡过难关，迎来转机。**

愁眉苦脸是一天，开朗快乐也是一天，我选择后者，选择坚持和坚强，不断改正不利于自己身体状况的各种习惯和思维方式。因为生病，使我较早的离开了工作岗位，在家主动承担起照顾家庭的担子，尽自己所能，照顾家人，报答他们在患病期间给予我的关怀。

我积极参加康复组织的各项文娱活动，让生活更加丰富多彩。在活动的过程中经常同病友们一起交流彼此的感受，不仅娱乐自己，也给其他朋友带来希望。我还学会了编织、烹调……每天的生活更加充实。生病是不幸的，但我们又是幸运的，来自亲人朋友、同事的爱，让我们能一路走来并康复得那么好。有时我会把对生命的感悟讲给儿子听，希望他能体会到人间的真情，健康地成长。

回顾5年来所走过的路，有痛苦，有艰辛，有快乐，有幸福，磨难中感受到生命的美丽！**我要将自己的好心情留给今后的每一天。善待自己，关爱他人，健康快乐地生活。**

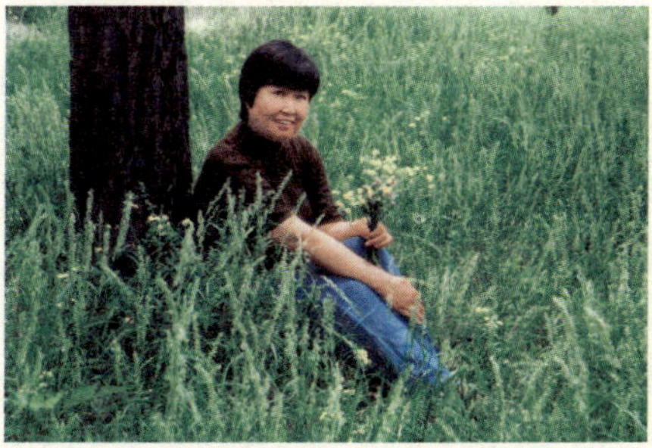

周莉萍

编者心语：

莉萍在2000年初做了乳癌的保守手术，2001年4月19日做了开胸手术，她的苦痛可想而知。她是一个快乐而宽厚的人，在朋友中间口碑很好。在筹备全国癌症康复者文艺汇演期间，她得知演出时需要的钢琴租金太高，就主动地提出，去自己原工作的“中加海资曼钢琴有限公司”找领导，到单位后领导和同事们热情地接待我们，并无偿为汇演提供了6尺8寸的高级三角钢琴。作者快乐宽厚的品格魅力，深深地感动了我。

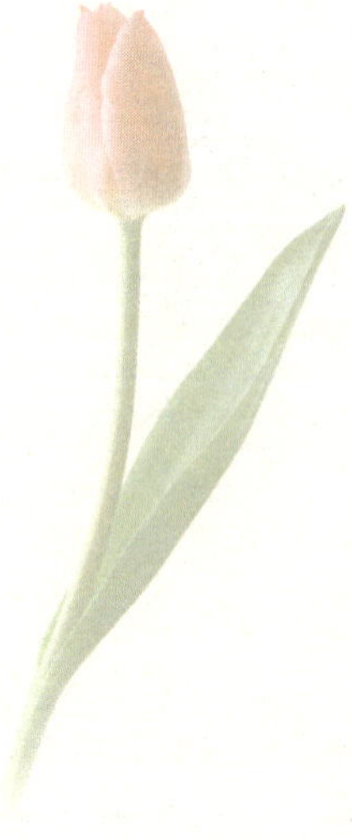

因“我”制宜，健康生活

罗　静

作者简介

罗静：52岁，1994年5月7日因纤维腺瘤进行了局部切除手术，5月11日病理结果为“右乳浸润性乳癌”，5月13日又进行了右乳根治性手术，11月初切除卵巢。1995年元月开始上班至今，在首钢研发从事文字编辑工作。

11年前我因患乳腺癌做了根治手术，在化疗的同时，参加了玉渊潭的癌症康复气功辅导站的活动。当时，年逾古稀的老父亲说“活了几十岁，谁都参加过些体育活动，应该结合自己的身体状况去锻炼。”我觉得很有道理，就是要因“我”制宜，健康生活。

在前几年的治疗中，我听从医生的安排，化疗、再次手术、吃药、坚持定期复查。高文彬、宋琳琳等抗癌明星的事迹，我早有耳闻，便处处向老病友们学习，从老病友们身上汲取战胜疾病的信心和力量；同时多方收集有关治病康复的信息，从中选择自己可承受的方案，进行自我保健治疗。在“话疗”活动中，老病友们无保留地讲述治疗、康复阶段的注意事项，我至今都牢记着她们用生命换来的“秘诀”：**坚持锻炼，坚持吃药，坚持定期复查。**

上班后练功时间少了，我根据多吸氧、适当运动的原则，适当提高活动强度，自编锻炼内容，还随时吸收有益于自己身体康复的内容。比如：我看到一种中老年保健操中搓腰、揉膝盖的方法不错，就在自己的早锻炼中加上了。到医院复查时，听到一位老病友说她经常活动手术一侧的手臂，几年下来，有病一侧的手臂比另一侧还灵活，我就注意双臂同时运动。非典时期，我在锻炼之后的活动中，增加了搓鼻翼两侧，敲打两手下臂等动作。我居住的居民小区北面是长满松柏树的小山，成为了我经常活动的“健身房”和天然“氧吧”。业余时间，读书看报，偶尔听听音乐会、看场话剧；还买过北京博物馆的通票，白塔寺、东岳庙、老舍故居、梅兰芳故居……都留下了我参观的足迹，同时积极参加单位组织的郊游、联欢活动。走过第一个5年后，我对自己能健康生活充满了信心。患病后，我注重收集医疗保健信息，积极向大家介绍，成了周围同事们的“健康保健咨询站”；在先后数次为重病的家人陪床期间，通过自身事例，告诉周围的病友们，癌症患者不仅是可以康复的，而且一样能生活得很充实、快乐。听到有新病友说，她生病以后，不止一次听到别人说起我的名字，以我康复的事例鼓励她。我的康复，能成为新病友的榜样，我感到欣慰。

2001年7月我的母亲去世，被安葬在香山南麓。在祭扫母亲时，我看到一条山路，有400多米高，1200余台阶，坡路与台阶相错。

我开始利用双休日去登山，先是气喘吁吁，多次休息，一个多小时才能上到山顶。慢慢地可以不休息，四五十分钟登上去。现在，我能先骑车，然后到香山或八大处再登山。几年前，听朋友推荐，我在住所附近的康乐城办了游泳卡，这是个小小的游泳池，特会游泳的人在里面都不过瘾，但对于我来说，每周去一两回，每次半个小时，活动量足够了。我上班的地方离家15公里左右，从非典时期开始，每周骑车几次上下班，单程70分钟左右。通过登山、游泳、骑自行车等等综合活动，我慢慢增加着活动量。这几年我利用双休日或节日长假，先后去登过泰山、黄山，游历过黄河壶口瀑布、呼伦贝尔草原、烟台长岛等；2005年“十·一”期间去了四川，徒步从丹巴党岭走上海拔4000余米的葫芦海；回京之后，跟着一个户外活动俱乐部，多次参加在门头沟单日行走约30公里山路的探路活动，和年轻人一样走了下来。尽管现在我已经50多岁了，感觉比10年前的精力、体力还好。**我在山水间行走，收获着快乐与健康。**

病后，单位领导将我调换到编纂志书的工作岗位。刚入门时一无所知，试写的头两遍稿子都被“枪毙”了。我找来其他志书反复阅读，感受编写志书的体例和手法；编纂志书的一个重要环节是收集历史资料，不论酷暑还是严寒，我都跑到档案馆查找，到单位的有关部门去收集，到离退休老同志家中走访……几年里，我完成了在编纂志书中承担的工作任务，不仅参与完成《北京志·工业分卷·黑色冶金工业志》，还参加了《北京工业志·综合卷》的编审工作。近两年，还参加了《北京工业年鉴》的编审工作，已经成为该年鉴编审之一。

10多年来，在单位领导、同事们的关照下，在相识和不相识的朋友们的支持、鼓励、帮助下，我走过了手术、化疗等最艰难的日子，重新投入到了工作中。因“我”制宜，充实而健康地生活着。今后，我会和癌症康复会的病友们一起，用自己的言与行，和病友交流癌症康复的体会，让更多的病友建立起战胜疾病的信心，让更多的人们了解“**癌症不等于死亡**”。

因为我们，这个世界会更美好！

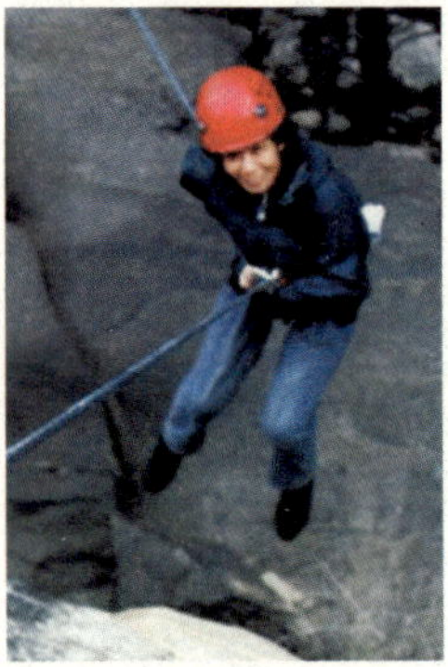

罗静

编者心语：

作者曾是我一篇文章中的人物原型。她的家庭成员患癌症的就有5位，3位亲人已经离去了，她和妹妹也都做了乳癌根治手术。我在文中这样描述：我和她相识相知多年，我们相聚畅谈的时间并不多，但她给我的印象和影响太深了……我真不知她那娇小的身躯，到底具有多大的容量，到底蕴藏了多大的韧力，能够忍受这么多的苦痛，能够承载这么重的负荷？她现在参加了“天行健户外俱乐部”每逢节日她和年轻的朋友们登山涉水，尽享大自然的壮美。她又是顺义太阳村儿童村的自愿者，把爱心献给了孤儿们。

平静心态，走上康复路

曹俐俐

作者简介

曹俐俐：44岁，北京计算机厂工程师。1998年6月1日做了门诊手术，病理结果为“髓样癌”，6月11日做了左侧乳癌改良性根治手术。

1998年5月，在一次洗澡后无意中发现乳房内侧有一蚕豆大小的肿块，心中一惊，在此前的两年里，我厂有三位同志先后查出患乳腺癌，并都在两年内病故。内心怀着万分恐惧，赶紧去医院进行检查，最初的检查结果是良性的。6月1日，我在肿瘤医院做了门诊手术，医生怀疑是导管内乳头状瘤，有癌变可能，叮嘱我病理报告出来后拿给他看。在等待病理诊断结果的一个星期里，我的心情糟透了，吃不下、睡不着，整天地胡思乱想。当时我的女儿只有7岁，上小学一年级，我不知该如何面对她。6月8日下午，到医院看病理报告为“髓样癌”，当时我的眼泪就止不住流下来。

为了不让母亲知道，我让丈夫谎称出差把身份证拿了出来，去单位办了手续。走在回家的路上，我的心情反倒平静了许多，从等待、不安、猜测、恐惧的日子里走过，最终来到“髓样癌”残酷的事实面前的我，却出奇地镇静了。**事实不可改变，我必须坦然地去面对。**第二天，我住进肿瘤医院，6月11日做了改良根治术，腋下淋巴没有转移。术后进行了6个疗程的化疗，并吃中药配合完成化疗，接着上班。2001年8月我下岗了，经病友介绍，报名参加了北京癌症康复会，还去颐和园参加文艺演出排练活动。

在七年半的抗癌经历中，我认为除了手术、放化疗、吃药外，调整好心态是非常重要的。患乳腺癌的人群中，多数人的事业心极强，工作非常认真，同时承担着工作和家庭的巨大压力。**所以奉劝那些身体健康的人们，在面对工作和生活的压力、挫折时，一定要学会缓解、释放压力，调整好心态，加强锻炼，增强体质，保持良好的健康生活方式，一旦遇到意想不到的突发事件，也能够坚强面对。**记得手术后站在医院八楼的窗台前，望着马路上的行人，心中暗想：几天前，我还是这普通人群中的一员，可转眼之间，命运转折，我被划到了一个特殊的弱势群体，心中不免无限感慨。

起初，我对母亲隐瞒病情了。这么多年母亲真的太不容易了，我不忍心让她遭受打击。直到出院后，孩子放暑假时，我才告诉母亲真相。面对年幼的孩子和年迈的母亲关爱的目光，我就暗暗告诫自己，一定要好好地活着。

为了女儿的将来，为了她尽快长大成人；为了不让母亲伤心，为了让母亲安享晚年，只有好好地活着。出院后，我曾去单位的医务室对医生说过：我一定不会像单位里曾经患过病的那几位同事，我一定能活过两年，活到下个世纪。七年后的今天，我想说：我一定要去看2008年奥运会！

现在我每星期都去颐和园和病友们一起唱歌、跳舞，心情非常愉快。**生活无论是富有，还是贫困，都不会因你的怨声而改变。**相反，我心态平和地面对一切，在家做些力所能及的家务，让丈夫能安心工作；辅导孩子，培养她如何做人，让她快乐生活。**生活平稳安定，让母亲和妹妹，让所有关心我的亲人朋友都放心，这种生活也是很有价值的。**我在这样的生活中获得快乐，赢得康复，我们还要回报社会，向社会展示我们抗癌的风采。

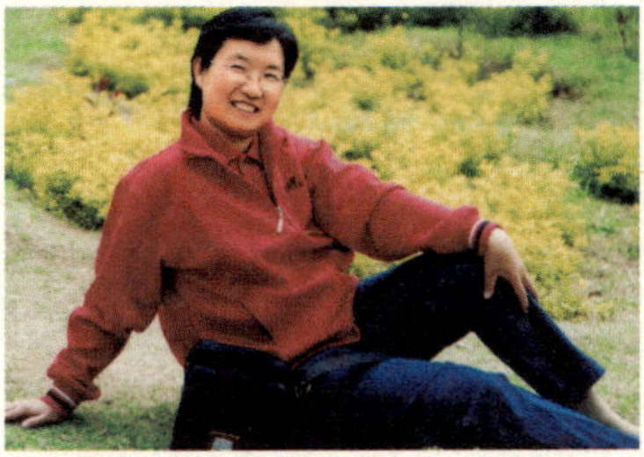

曹俐俐

编者心语：

俐俐是1998年6月11日做的乳癌改良根治手术，她当时只有35岁，女儿才仅仅7岁，刚上一年级。做完了6个疗程的化疗，就上班了，没过多久又下了岗，这一切的一切她都挺过来了。她现在是一个快乐着、幸福着的女人。

我要好好活着！

闫宇红

作者简介

闫宇红：52岁，国际关系学院中文系副教授。2000年2月进行了左侧乳癌根治手术，病理结果为“左乳浸润性导管癌，腋下淋巴转移”。2001年12月在原刀口处又出现小结节，手术后病理结果为“淋巴结内癌转移”。后又发现胸椎第六、七节骨转移，继续进行治疗中。

2000年2月自查发现左乳上有一肿块，当时即在北京肿瘤医院住院手术。病理报告为左乳浸润性导管癌，腋下淋巴结转移，脉管癌栓。术后进行了6个周期的化疗，同时服他莫昔芬。2001年12月在原刀口处又摸到一小结节，活检后病理为淋巴结内癌转移。随即又进行了25次放疗和6个周期的化疗。在化疗前的一次全面检查中，又发现第六、七节胸椎骨转移。

我被确诊为乳腺癌后，当时心里充满了恐惧和忧虑，心情十分沮丧。但是在住院期间，亲眼见到一些人和事后，我有了理性的思考，使我很快从悲哀的情绪中走出来。我住的是专科医院，所在病区几乎都是乳腺癌患者，她们对待患病的态度各不相同。其中有两个病友，一位是我隔壁病房的，她36岁患病，两年后发生骨转移，当时正在进行大剂量化疗，她的心情特别糟，整日唉声叹气、以泪洗面；另一位是我同病房的病友，和她年龄相仿，病情也十分相似，也在进行大剂量的化疗，然而她看起来非常平静，每天有规律的读书、看报，还经常和我们聊天、开玩笑。虽然化疗使她掉了头发，激素使她面容变了形，白细胞最低到了400，可居然看不出她有多么痛苦。其实她何尝不苦、不痛，但是她选择了坚强，她对我说:“我要和癌魔抗争，争取多活几年，把孩子培养大。”事实上正是如此，前面的病友，病情恶化很快，一年后就去世了；后面的病友虽然也离开了，但是却在顽强抗争的四年之后。我非常佩服她，她那么年轻，却那么坚强。**我当时就想既然病魔已上身，不如积极面对、勇于抗争，真有一天死神将你招去，也毫无遗憾。**

去掉沉重的思想包袱，我利用住院时间，主动到康复科接受乳腺癌心理咨询和康复指导。出院后加入了北京市癌症康复会，参加了颐和园活动中心举办的癌症康复气功学习班。几年来，一直坚持放疗、化疗、服药，坚持到颐和园锻炼，风雨无阻。当体力恢复得比较好时，我还参加中心举办的各种活动，如唱歌、跳舞、做操、游泳等。

我为什么会得这种病呢？虽然迄今为止仍未找出最根本的原因，但是通过大量的科学调查，有一点是肯定的，那就是生活方式所导致，它是一种“生活方式病”。既然如此，那我就应该很好地考虑是否要彻底地改变一下自己原有的生活方式。过去的我曾经是一个无论在工作上还是在生活上都十分要强的人，凡事认真，近乎追求完美，所以多年来身心俱惫，免疫力极差，导致患病。认识到这点，我决定提前退休，让自己彻底放松下来。退休后，有了大量的时间，我买了一些癌症防治的书籍，订阅了《癌症康复杂志》，有时还通过熟人从医生那里借阅有关治疗乳腺癌的最新刊物及论文集，有机会就去听专家讲座，不断关注乳腺癌治疗方面的新进展等。我想**虽然是糊里糊涂得了癌，但是要明明白白地治癌、抗癌。**现在我的一些病友、同事、同学、朋友，凡是有了关于乳腺癌防治方面的问题，都会找我咨询，我虽说不是专家，但我要做一个明明白白的乳腺癌患者。

明明白白抗癌还包括了要清楚地了解自己的病情，对自己要有比较清楚的认识，还要找准医院，找准医生。在这方面，我自己是有体会的。记得最初得病，什么都不懂，病理报告医生也没让我本人看。当时我只做了化疗，我曾经让家人看过放疗科的大夫，他说根据我的病情应当放疗，但手术大夫说不用放，真是无所适从。当我复发转移时，我咨询了多位专家，他们给出的治疗方案不尽相同，有的主张手术后做放疗，有的主张先放疗后化疗，还有的主张先化疗后放疗。最后我考虑再三，采纳了一位专家的方案，即手术后边放疗边口服进口化疗药“希罗达”。放疗结束后，我认为自己还能承受化疗，便又接受了6个周期的化疗，同时使用保护骨头的药物“博宁”。我目前还在进行内分泌治疗、生物治疗和服中药。

患癌症的人的确是非常不幸的，必须经历从身体到精神上的许许多多的痛苦，但在不幸的同时，我觉得自己又是有幸的，因为从我患乳腺癌至今近6年的时间里，获得了太多的爱，这爱来自亲人，来自单位领导及同事，来自朋友……可以说，我得病后得到的爱，比世界上任何一个健康人所获得的爱要多得多！疾病也使我有生以来最真切地体会到：**爱是幸福的根本，爱也是一切力量与智慧的源泉。**

我有一个心地善良、疼爱我的丈夫。第一次我刚做完手术，只剩下“半壁江山”，心情极为沮丧和复杂，真不知如何面对我的丈夫。出院回家的第一个晚上，我爱人就主动深情地对我说：“你放心，我只需要你活着，我和你一起抗争战胜它，你千万不要怕。”他还非常自责地说：“结婚20年，我没有好好地照顾过你和孩子，我欠你的，现在该我还了。”听了这些话，我真的是感动无比！我非常庆幸我这辈子嫁了一个好男人，一个大男人！他本来也是个事业心很强的人，自从我得病后，他把所有的心思都放在了我身上。家里、外头的一切事情都是他做了。虽然病的是我，可他跑医院的次数加起来要比我多，现在肿瘤医院的大夫、护士、药房、住院处的工作人员对他比对我熟。每次去广安门中医院挂肿瘤专家的号，他总在深夜二三点去排队。现在凡是熟悉我，了解我们家的人都说：闫宇红能恢复得这么好，多亏得她有个好丈夫！

我还有一个使我很欣慰的儿子。我生病后，他突然长大了，变得非常懂事，懂得孝敬父母，关爱家人。就在我得病的第二年，他以优异的成绩考上了音乐学院，从上大一起，他就用业余时间教单簧管课程，给家里减轻了经济负担。我从小喜欢音乐，拉过小提琴，还爱唱歌，现在我们家每天都能响起琴声和歌声，天天充满着欢声笑语。

总之，**我获得了太多的爱，是爱在我没有陷入痛苦的深渊时就将我托了起来，是爱给了我与病魔抗争的勇气、力量和智慧。**我要大声地说：“就冲着这份爱，我也要好好活着！”

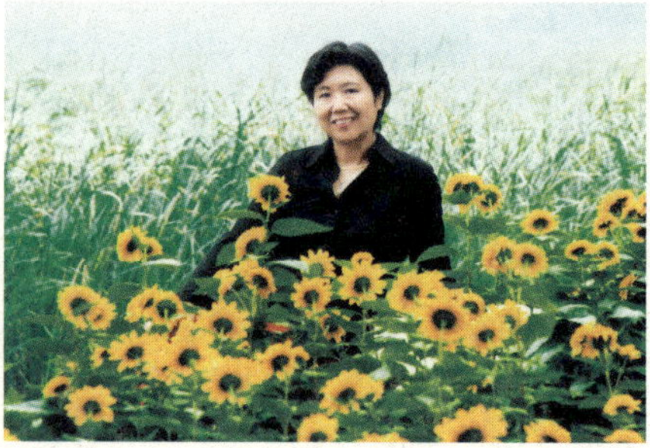

闫宇红

编者心语：

宇红在2000年2月做了乳癌手术后又发生了两次转移，真是苦不堪言，但她总是把甜甜的笑容挂在脸上，她的真诚和热情在朋友中间是有目共睹的。她多才多艺，无论是排练舞蹈，还是教唱新歌，总是默默地尽心尽责，从不张扬。她是姐妹们的挚友，她是团队的核心。

重塑自我，潇洒人生

郭忠秀

作者简介

郭忠秀：53岁，北京大学计算机中心实验师。2000年1月13日进行了右乳根治手术，病理结果为“浸润性导管癌，腋下淋巴转移”，完成了全部化疗、放疗。2004年9月27日在原部位复发，再次切除恶性肿块，继续放疗。2006年2月24日又进行了左乳根治手术，病理结果为“浸润性腺癌，呈低分化，腋下淋巴结转移”。3月9日拆线，目前正在进行化疗。

2000年1月，一个令人刻骨铭心的寒冷的冬季，它改变了我的人生轨迹。我偶然发现右乳上有一个硬块，第二天下了夜班赶去医院就诊，确诊为“右乳癌”。真是晴天霹雳！回到家中，夫妻抱头痛哭，真是天塌地陷的感觉，痛苦中渗透着绝望。

“死马当活马医”。求生的欲望，使我托人找床位住进医院，1月13日实施了右乳根治术，病理检查结果确诊为“浸润性导管癌，腋下淋巴结转移”，接着是痛苦的化疗和放疗。作为一个女人，看着一侧伤痕累累且扁平的胸部，再看另一侧丰满的乳房；看着原有的秀发在几天之内全部脱落，我心如刀割，号啕大哭。我仰望苍天，为何老天对我如此的不公平？我失去了生活的勇气。

身边的亲人给了我希望，让我重新站了起来。丈夫鼓励我面对现实，要有信心和勇气战胜病魔；相信科学，战胜自己；要笑对人生，提高生活质量。丈夫总是用希望激励着我，**在放疗、化疗中吐了吃，吃了吐，再艰难、再痛苦都坚持着。**完成全部8个疗程的放、化疗，脱发后买了假发，开始出入公共场所，开始与亲朋好友谈笑风生。但是一个人独处的时候，也还会胡思乱想，甚至茫然，认为活得很苦很累，经常偷偷地流泪。我的丈夫时时刻刻都在呵护着我，这个曾经衣来伸手、饭来张口，从不会做家务的人，开始学着洗衣、做饭、整理家务、擦窗扫地……每天下班后的第一件事，就是换下衣服钻进厨房，边干活边和我说着社会上的新闻和趣事……看见他满头的乌黑浓发，仅仅几个月就新添了许多白发，我又痛又怜。

这一年的8月，我在家中不慎摔成腰部压缩性骨折，虽说是雪上加霜，但是我的心却是暖暖的，丈夫给了我百般体贴、千般爱护。他亲切地对我说："这算不了什么，有我呢！我会照顾好你的。我们一定要努力、要乐观、要心平气和地面对磨难、面对生活。"

腰好了以后，我走进了社区，融入社会生活，教居民跳秧歌。我从小就爱唱爱跳，特别喜欢集体活动，和社区里姐妹们接触，她们对我的关爱和呵护，更使我增加了生活的勇气。我还参加了北京癌症康复会颐和园中心的活动，从此业余生活更加丰富多彩。现在我办理了退休手续，除了理家过日子，就投入到北京癌症康复会的活动中。

2004年9月做定期复查时，在原部位又查出一个恶性肿块，我坦然地放弃了去广州参加“乳癌操”的表演，接受了再次手术和放疗。

5年了，我深刻感悟到：**病魔并不可怕，可怕的是自己把自己判了极刑。**人生在世几十年，在历史的长河中仅仅是一瞬间，在有限的生命中，要活得充实有价值，就必须勇敢地面对现实，还要善于调整心态，这样一定能寻找到快乐。经历了病痛折磨，经历了生死较量的我，正在重新塑造自己的潇洒人生。

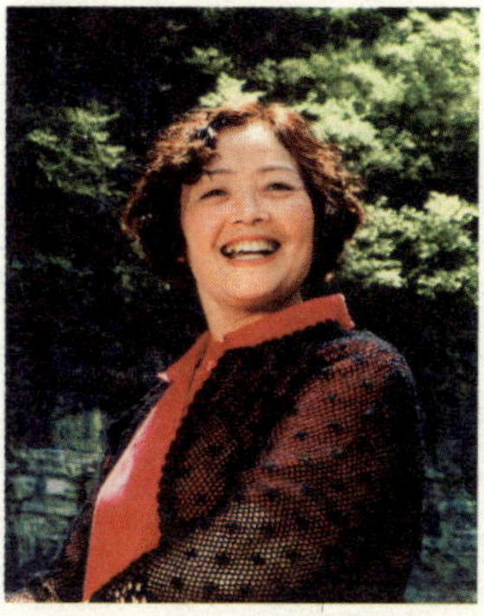

郭忠秀

编者心语：

作者是北京癌症康复会阳光艺术团舞蹈队队长，她用娴熟轻柔的舞姿，带领队员认真刻苦地排练演出；她有着欢快爽朗的性格，与朋友亲密无间地相知相助；她有着无私奉献的精神，无论是团队还是个人只要有困难，她都会设法帮困解难。

人生的插曲

小 飞

作者简介

小飞：52岁，1989年11月6日进行了左侧乳房改良根治手术，病理结果为“浸润性导管癌，淋巴结转移”。术后半年重新返回工作岗位，至今一直坚持正常工作。现任北分瑞利集团公司技术服务部，分析仪器工程师。

难忘的一天

1989年10月27日，北京市肿瘤研究所的一批专家在徐光炜所长带领下，第二次到我们单位进行乳腺疾病的普查工作。因为过几天要出差，就不想去检查了。组里一位大姐说："专家都请到单位了，多好的机会！"拉着我一起去检查。虽然检查已经快结束了，但是一位四五十岁、个子不高、比较瘦弱的大夫仍很仔细地为我进行了检查，检查后认为我的情况可疑，让我赶紧去拍片，最后由徐所长确诊。徐所长亲自给我开了住院单，并于11月6日进行了手术。

天塌了

当时我只有35岁，中级职称刚评下来，正是能干的时候。被查出可能患了乳腺癌，真如晴天霹雳，对我的家庭来讲好似天塌下来一样。

在我的大家庭中，父母、兄弟、姐妹和亲朋好友里没有一个得癌症的。事情的严重性可想而知。不论是工作还是生活，一切都被打乱了。一个刚才还是年轻健康的我，突然间变成一个癌症病人！事出突然，由于对癌症防治知识一无所知，我以为自己的生命要走到尽头了，我实在接受不了这残酷的现实。那天我爱人下班回来得晚，当我把检查情况告诉他后，我们俩抱在一起失声痛哭，这是我第一次见到他流泪。我赶紧停止哭泣，告诉他这只是猜测，一切要等到手术后才能确诊，我不想让他伤心难过。

其实，问题的严重性我已猜想到。在这次普查中，单位一千多名女职工有10名需要门诊手术，只有我一人要住院治疗。但我仍在心里企盼：那不是真的！只是虚惊一场！那一年我的孩子才上小学四年级，我若真是得了癌症，今后的日子怎么过？我的家庭、工作和生活……，我不能没有他们，我不能就这样走了。我从心底里爱我的家人，爱我的同事们和工作，我渴望生命的存在。

面对现实

第三天，我住进了北大医院的肿瘤科。进了病房就像来到一个新的大家庭中，七八个人的病房有老有少，众多的病友中，有的已经做了手术，有的等待着手术。大家互相询问病情，互相鼓励：一定要树立起信心！许多得了癌症的病人都是被吓死的。要坚强，不要被疾病吓倒！他们就像长辈或者姐妹，在等待手术的日子里，让我对癌症有了新的初步的认识，知道癌症不等于死亡，这么多姐妹都在与病魔抗争。我的心情一下好了许多。

既来之则安之！我只是期待着能够早日手术，能够早点知道结果：良性？恶性？当我躺在冰冷的手术台上时，在心底里还一直坚信我所患的不是癌症。直到全麻醒来后，我第一眼看到有人在哭泣，我便告诉自己一定要面对现实，听大夫的话，积极治疗，只有这样才能活下来。

术后我的伤口甲级愈合，很快出了院。接下来就是好好吃饭，锻炼身体，争取早日化疗。后来的几个月便是往返于医院、公园和家里。术后不到半年我重返了工作岗位。

不幸中的万幸

我虽然是不幸的，但我又是幸运的。假如那一天我出差没在单位（那时我每年出差有一百多天），假如那一天我没能参加普查，后果不可想像，所以我是幸运的。再有我遇到了好医院、好大夫，专业的手术方案、专业的治疗方案和徐所长高超的手术挽救了我的生命，是我不幸中的万幸！同事们对我讲：大难不死必有后福。我想：**是肿瘤普查工作救了我。**

患癌治癌，康复抗癌——成为我人生旅途中的一段插曲。康复的旋律将伴我在人生路途上继续走下去。

编者心语：

小飞真是太幸运了，我们每个人不一定都能如小飞那么幸运，但是我们要掌握自己的命运，珍爱我们的乳房，及早预防、及早发现、及早治疗，战胜乳腺癌从现在到永远。

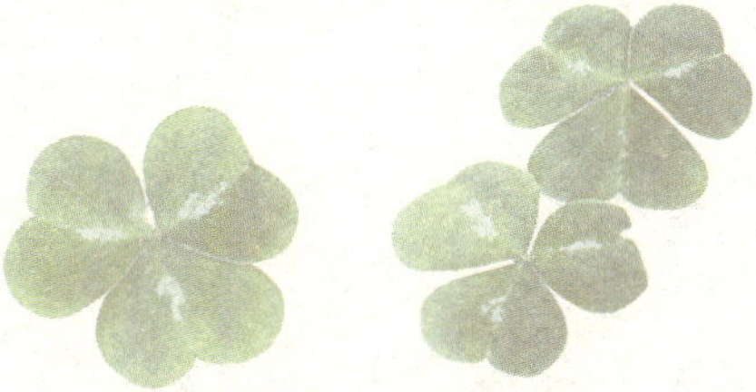

敢于直面伤残的身躯

张家敏

作者简介

张家敏：66岁，从事教学工作近40年。1994年4月11日进行了左乳根治手术，病理结果为“浸润性导管癌，腋下淋巴结转移”。放疗两月后重返讲台，边讲课边化疗。退休后除了担任部分教学工作外，对乳癌患者根治手术后的心理问题，进行了系统地学习与研究，调查了近100名姐妹，撰写了有关“乳癌患者根治手术后心理调整”的系列文章。

在庞大的癌患领域中，乳腺癌患者所占的比例是极其惊人的。乳癌患者从确诊到手术，只有几天的时间，而就在这短短的几天内，要做出一个人的“生”与“死”的重大抉择，这对患者本人、家属、单位领导及亲朋好友来说，都毫无思想准备，更何况也等不及人们去思考、去准备，就必须坚定不移地选择前者——“生”。为了“生”，我又毫不犹豫地接受了乳癌的根治手术。

根治手术为乳癌患者赢得了生命，赢得了希望，也为所有关心乳癌患者的人们带来了欢笑和解脱。人们在这欢笑和解脱中，带着善意的宽慰，十分轻松地说："乳腺癌，割了，就没事了。放心吧，活二三十年没问题。"真的是没事了吗？这里我无权谈论乳癌术后复发和转移的问题，只想谈谈乳癌患者根治手术后，在获得生存欢乐的同时，伤残的躯体使她们内心产生了无法言表的深深的苦痛。而这种苦痛，又往往被人们所忽视，甚至不能理解。人们会反复地安慰、劝说："保住命就谢天谢地了，别再难过了。"是啊，对一个乳癌患者来说，保住生命就已经是天大的福分了，不应该再有什么奢望了。

我曾经读过一个青年人写的论文，题目是《得陇必须望蜀》。他对"得陇望蜀"这个成语有新的理解。他认为"得陇望蜀"单纯地解释为"贪心不足"是不够全面的，"得陇望蜀"包含着一种强烈的追求。我被这位青年的观点深深地打动了，他的观点多年来一直植根在我的脑海中。

"得陇望蜀"实际上是人之天性。贪心不对，但追求确是高尚的。**我们这些乳癌患者术后，在生存的基点上，有更完美的追求是无可非议的。**

我已年逾花甲，四年前的乳癌根治手术，迫使我离开了心爱的站了四十年的讲台。但在这四年中，我有了充裕的时间，和近百名乳癌根治手术后的姐妹们接触、交谈。在这些姐妹中，她们对待"癌"的心态，无论恐惧，还是坦然；是消沉，还是顽强，都有过一个共同的、甚至是残酷的经历，那就是在乳癌根治手术后的第一次沐浴，第一次直面自己伤残的躯体时的惊恐、震颤、痛不欲生，泪与水同流。

直面躯体的伤残，骤增了内心的苦痛。这种苦痛又不能通过无名发泄而减轻，也不能通过沉默不语而消亡。如不正视这种苦痛，它会把一个人的精神推向崩溃的边缘。世界杰出而伟大的女科学家居里夫人曾经说过："我的最重要的原则：不要叫人打倒你，也不要叫事情打倒你。"这句话所说的"打倒"，当然不是指地位的升降、处境的顺逆，而是指无论在什么条件下精神决不能被摧垮。

躯体的伤残已成现实，只有敢于真正地直面这个现实，敢于正视由这个现实的强烈刺激造成的内心苦痛，积极主动地、有意识地调整自己的心态，才能不被这内心的苦痛所压倒，更不会被这种内心的苦痛湮没了生存的欢乐。**我们曾经以顽强的精神战胜了死亡，我们更能以振奋的精神去战胜内心的苦痛。**

乳癌患者根治手术后的内心苦痛，是由于女性躯体受到了严重伤残而产生的心理障碍。人类对待属于自己身体的各个部分，又往往表现为"存在时被忽视，失掉了更珍惜、更怜爱"。而这"珍惜"和"怜爱"，一旦超出了限度，从心理学的角度上来看，就是一种"病态"。**所以在乳癌根治手术后，每位姐妹面临的首要问题，就是积极努力地，有意识地克服心理上的障碍，战胜心理上的病态。**

我手术时，已是满头白发的老人了，按我国的民族习俗，对躯体的完美，已不那么看重了。这在我作乳癌根治手术前，确实如此。更何况，我出生在一个礼教很浓的满族家庭。母亲也是一位教师，虽然性格豁达，思想开明，但对她的女儿就不那么豁达开明了。但因我从小多病，所以我从未遭受"束胸"之苦。等到自己做了母亲，乳房因为哺乳充分发育，我的躯体才被塑成一个完美的女性。

转瞬间，30年过去了，我已年近六旬。手术后，死而复苏，虽无力谈笑，但安详、平和，从未有过一声呻吟，心中荡漾着再生的欢笑。72个小时过后，我每天笑迎日出、笑送晚霞，以笑容迎送着为我操劳的医护人员和亲属友人。大家赞扬我的坚强，钦佩我的乐观，敬羡我笑对顽疾的那种不屈不挠的精神。在这一片赞扬声中，我也自认为是生命的强者，是与癌症抗争不息的勇士，是个潇洒自如的人。但也就是我这样一个年近六旬的，又被人们赞为坚强的人，在第一次直面自己伤残的躯体后，整整沉默了两天两夜。我无视亲人们的焦虑和劝慰，毫无顾忌地、木木地提出“约法三章”，写在纸上，递给他们：

一、不许在任何时间、任何情况下，看我的伤处！

二、不许在任何时间、任何情况下，看我的伤处！！

三、不许在任何时间、任何情况下，看我的伤处！！！

这些重复的文字，重复而又加重的惊叹号是无声的，但这已经是近乎疯狂而悲怆的呐喊。这种过激的表现，实际上是一种受到强烈刺激后的病态心理反映。这种病态是由于躯体严重伤残、丑陋不堪，羞于见人而产生的自卑心理，与此同时又出现了“强迫症”的迷恋心理，表现为：下意识地、频繁地注视其他女性的双乳。观察细致入微，“青春的，挺拔而健美；成熟的，丰满而富有弹性。”我当时能在不同的环境中，可以伫立两三个小时，目不转睛地望着来往的女性。这时，我的内心深处才恍然大悟了。啊！原来我们女性的双乳是这么美妙动人。这种种表现，实质上是“强迫症”迷恋心理的反应。这也就更深刻地证实了“存在的被忽视，失掉的更珍惜，更怜爱”是人类常有的一种心态。像我这样一个病弱的老人，都出现了这样强烈的、令魂魄战栗的心理反映，更何况我那些经过乳癌根治手术的朋友们，她们都是那么年轻，风华正茂，而她们所面临的却是躯体的伤残，又怎么能去苛求她们，不允许产生内心的苦痛，不允许追求完美的人生呢？

乳癌患者根治手术后所出现的心理障碍是很正常的，面对躯体严重伤残所改变的原本完美的形象而无动于衷，那才是不正常的。但必须正视，自己所产生的内心苦痛是一种心理障碍，必须积极努力地有意识地去消除这种心理障碍。女性的双乳，是女性完美躯体的特征，是哺养未来的源泉，是女性的第二生命，应该特别加以珍惜和爱护。但为了第一生命的存在，失掉了危及第一生命的病乳，又有什么可惜的，又有什么值得遗憾的呢。

“美”不是无源之水，“美”不是无本之木。“美”是属于生命的，“美”是属于健康的。世上一切美好的，都使我们赏心悦目，都使我们欢快无比。所以我们追求美而不亵渎美，我们欣赏美而不嫉妒美。“追求”与“亵渎”，“欣赏”与‘嫉妒’是美与丑的并列。19世纪法国著名的小说家雨果曾经有句名言：“丑就在美的旁边，畸形靠近优美，粗俗藏在崇高的背后，恶与善并存，黑暗与光明相共。”

如果我们由于躯体的伤残而产生的心理障碍不消除，这种病态的畸形心理，不但使我们追求不到完美，反而会陷入更加苦痛的深渊。

消除了心理障碍，战胜了心理上的病态，就能走出自我苦痛的

误区，走出自我虐待的困境。我们仍然要继续坚持不懈地追求自身的完美，积极完善自我形象，使自己尽快地成为心灵美、形象美的统一体，潇潇洒洒地重返社会。

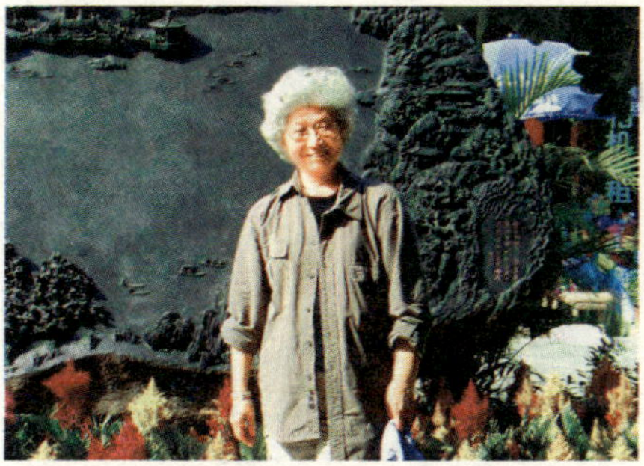

张家敏

编者心语：

这篇文章是我在1998年写的，在当时就感觉结尾收得软弱无力，空洞无物。2005年在《时尚健康》第10期上看到中国第一位把粉红丝带系在失去乳房的伤痕上，以警示更多的女性远离乳腺癌的郭健老师的照片，我震撼了！郭健老师的“仁勇”才应该是《敢于直面伤残的身躯》的最精彩的结尾。

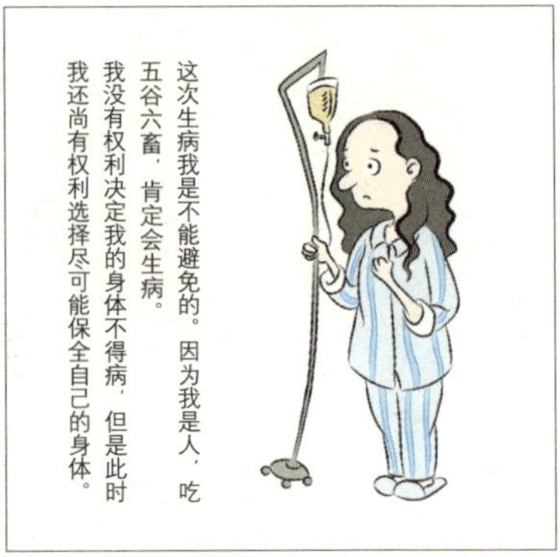
这次生病我是不能避免的。因为我是人，吃
五谷六畜，肯定会生病。
我没有权利决定我的身体不得病，但是此时
我还尚有权利选择尽可能保全自己的身体。

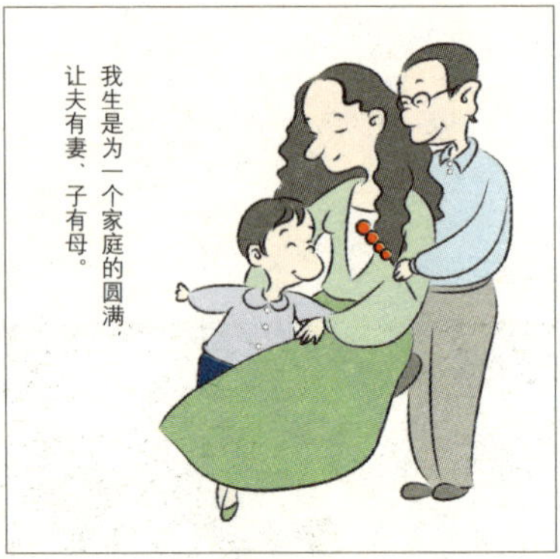
我生是为一个家庭的圆满，
让夫有妻、子有母。

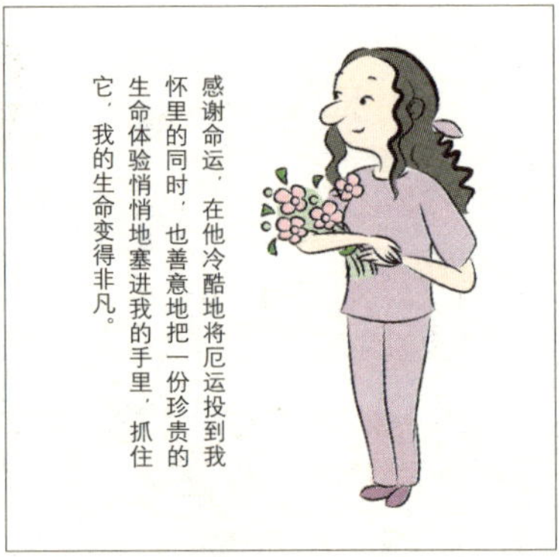
感谢命运，在他冷酷地将厄运投到我
怀里的同时，也善意地把一份珍贵的
生命体验悄悄地塞进我的手里，抓住
它，我的生命变得非凡。

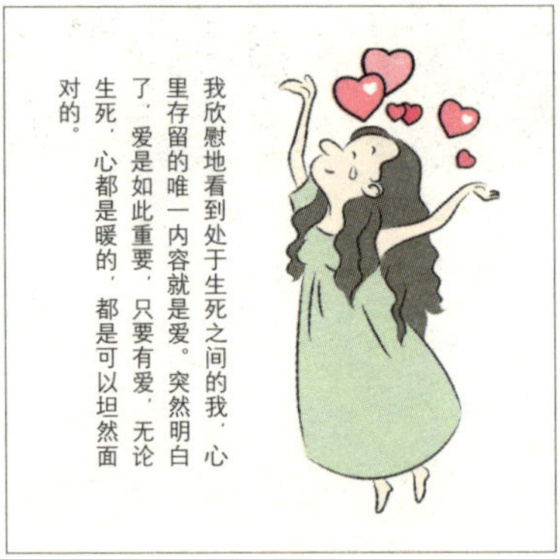
我欣慰地看到处于生死之间的我，心
里存留的唯一内容就是爱。突然明白
了，爱是如此重要，只要有爱，无论
生死，心都是暖的，都是可以坦然面
对的。

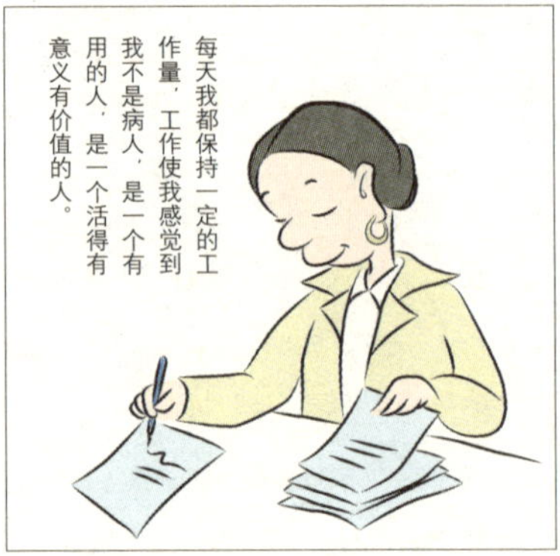
每天我都保持一定的工
作量，工作使我感觉到
我不是病人，是一个有
用的人，是一个活得有
意义有价值的人。

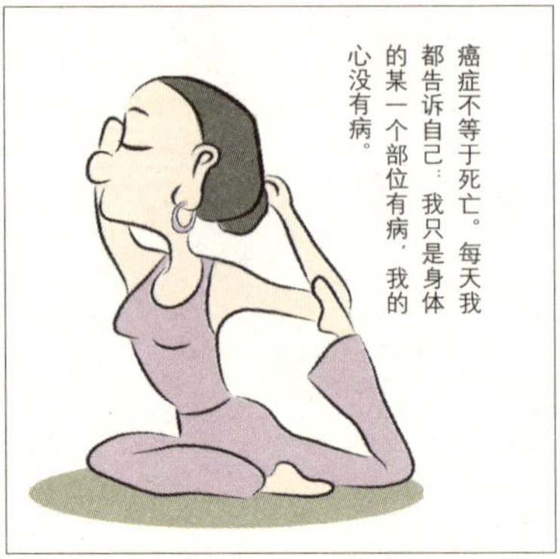
癌症不等于死亡。每天我
都告诉自己：我只是身体
的某一个部位有病，我的
心没有病。

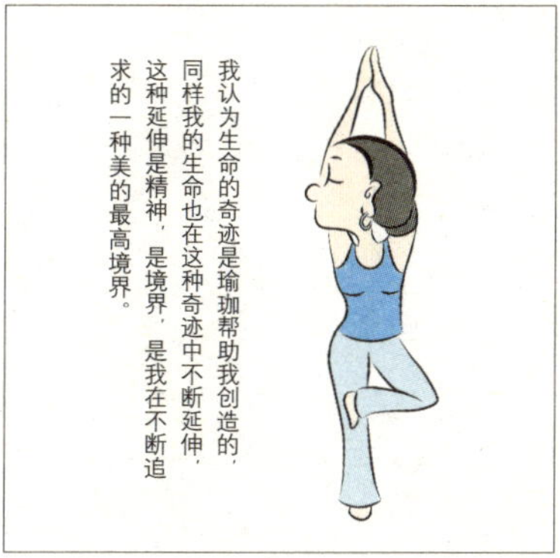
我认为生命的奇迹是瑜珈帮助我创造的，同样我的生命也在这种奇迹中不断延伸，这种延伸是精神，是境界，是我在不断追求的一种美的最高境界。

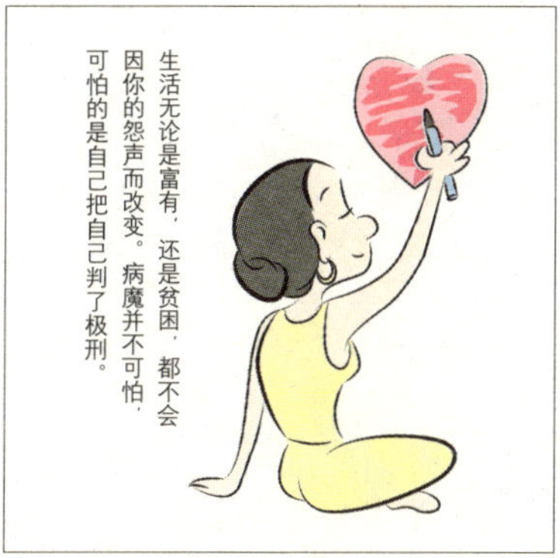
生活无论是富有，还是贫困，都不会因你的怨声而改变。病魔并不可怕，可怕的是自己把自己判了极刑。

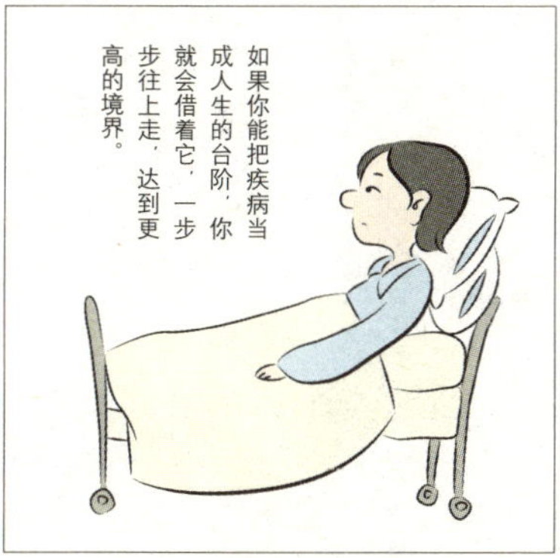
如果你能把疾病当成人生的台阶，你就会借着它，一步步往上走，达到更高的境界。

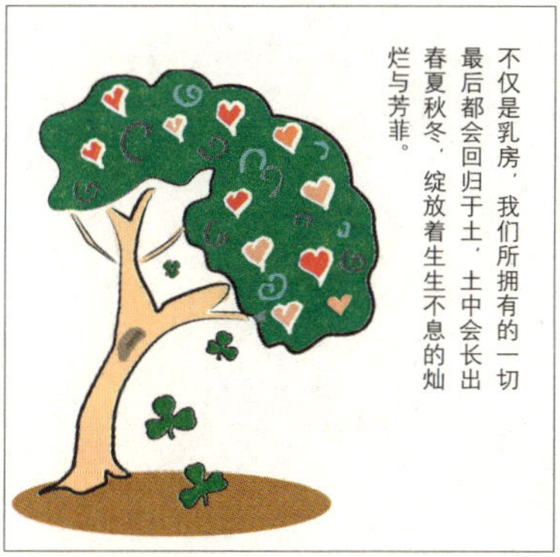
不仅是乳房，我们所拥有的一切最后都会回归于土，土中会长出春夏秋冬，绽放着生生不息的灿烂与芳菲。

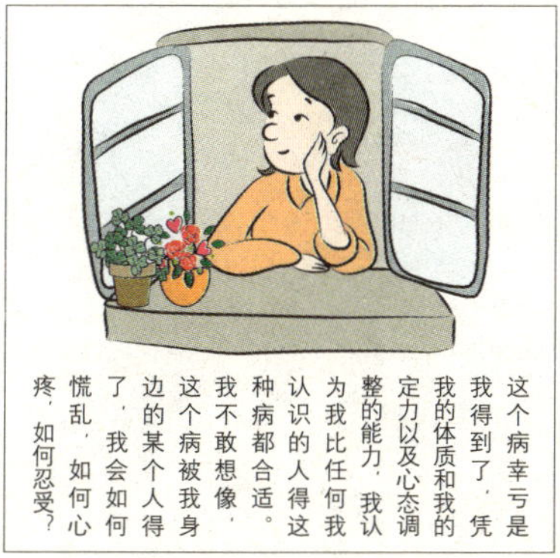
这个病幸亏是我得到了，凭我的体质和我的定力以及心态调整的能力，我认为我比任何我认识的人得这种病都合适。我不敢想像，这个病被我身边的某个人得了，我会如何慌乱，如何心疼，如何忍受？

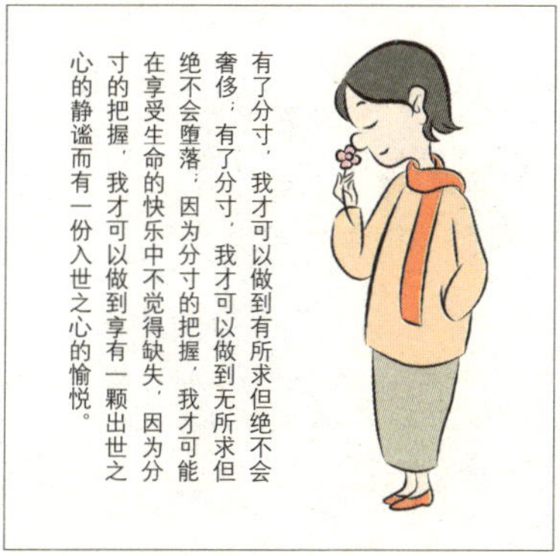
有了分寸，我才可以做到有所求但绝不会奢侈；有了分寸，我才可以做到无所求但绝不会堕落；因为分寸的把握，我才可能在享受生命的快乐中不觉得缺失，因为分寸的把握，我才可以做到享有一颗出世之心的静谧而有一份入世之心的愉悦。

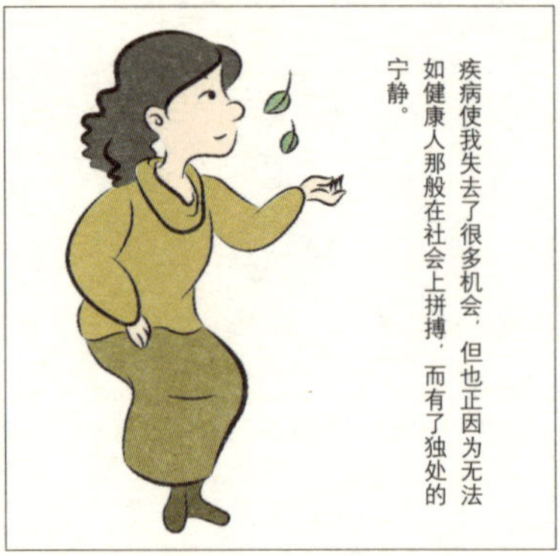
疾病使我失去了很多机会，但也正因为无法如健康人那般在社会上拼搏，而有了独处的宁静。

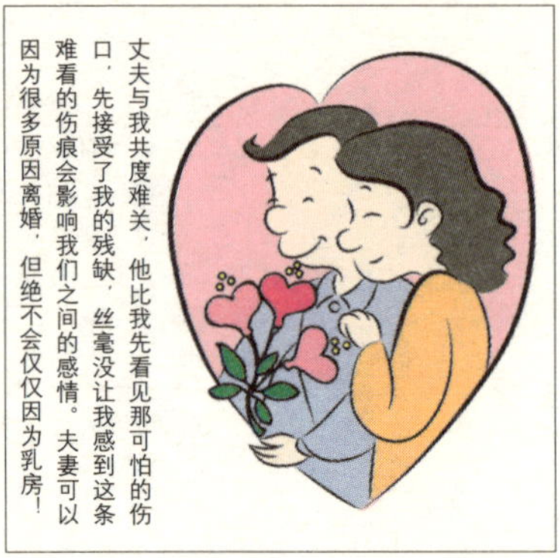
丈夫与我共度难关，他比我先看见那可怕的伤口，先接受了我的残缺，丝毫没让我感到这条难看的伤痕会影响我们之间的感情。夫妻可以因为很多原因离婚，但绝不会仅仅因为乳房！

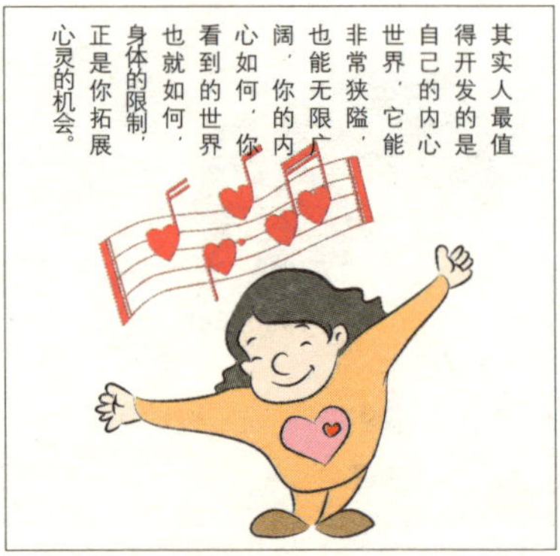
其实人最值得开发的是自己的内心世界，它能非常狭隘，也能无限广阔，你的内心如何，你看到的世界也就如何，身体的限制，正是你拓展心灵的机会。

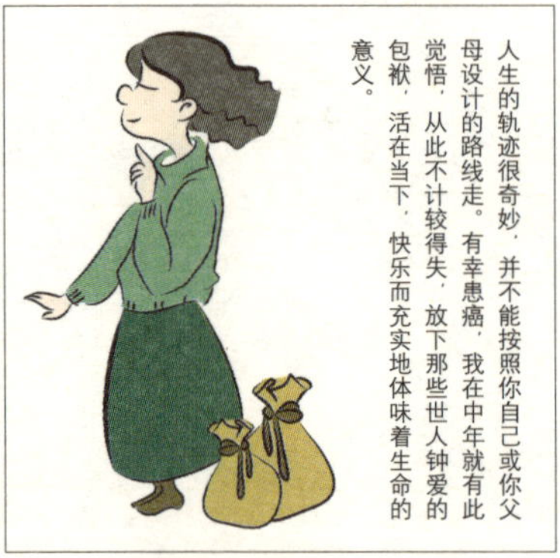
人生的轨迹很奇妙，并不能按照你自己或你父母设计的路线走。有幸患癌，我在中年就有此觉悟，从此不计较得失，放下那些世人钟爱的包袱，活在当下，快乐而充实地体味着生命的意义。

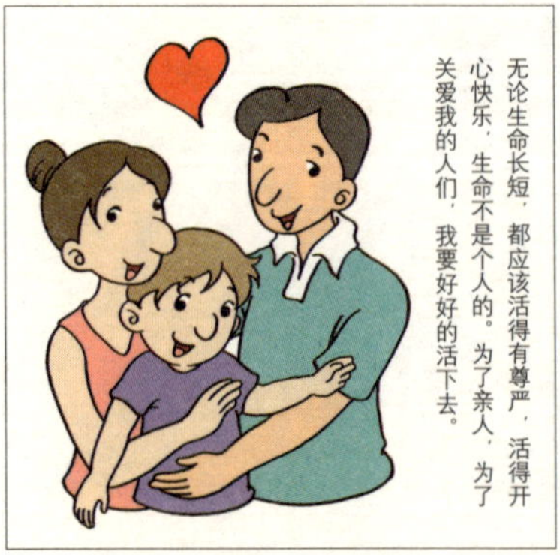
无论生命长短，都应该活得有尊严，活得开心快乐，生命不是个人的。为了亲人，为了关爱我的人们，我要好好的活下去。

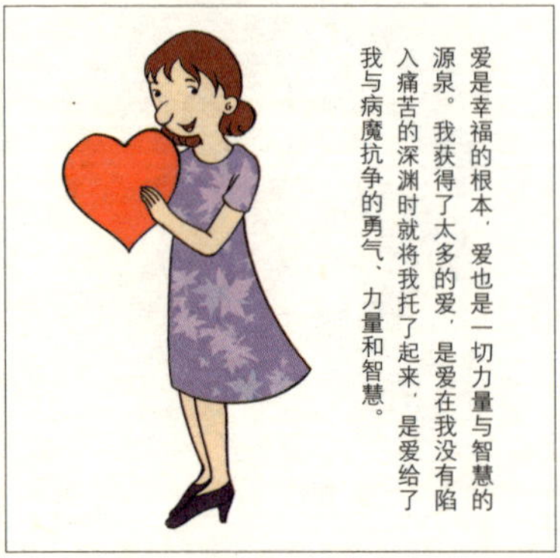
爱是幸福的根本，爱也是一切力量与智慧的源泉。我获得了太多的爱，是爱在我没有陷入痛苦的深渊时就将我托了起来，是爱给了我与病魔抗争的勇气、力量和智慧。

生老病死是生命的自然过程，

悲欢离合也许是我们体会人生的态度。

相信所有不幸罹患乳癌的人们，

都经历过悲痛、不安、抱怨和恐惧。

14 位颇有造诣的国内外医务工作者，

12 位坚强、乐观，勇于奉献的乳癌患者，

以及为了本书能够尽早面世而竭尽全力的出版工作者，都一致的期望本书能够：

提醒所有女性，呵护乳房，关爱生命！

给在抗癌战场上拼搏的患者姐妹们多一点指导，送一份爱心，让她们能够用坦然、安详、乐观、坚定的心态面对病痛。

同时，也呼唤所有乳癌患者的亲友，能够给予患者多一点了解，多一份鼓励，多一份爱心！

王丽华